Marijke van der Falk

Xavier Perez

Invecchiamento cellulare

Meccanismi, diagnosi, terapie

bup

Marijke van der Falk
Xavier Perez
Invecchiamento cellulare
Meccanismi, diagnosi, terapie

ISBN: 978-3-69035-747-0

Numero d'ordine: 20-23.1
anche come eBook
(978-3-69035-752-4)

Copertina: Kerstin Laube
Produzione: Angelika Haase

Bremen University Press, 2025.
Fahrenheitstr. 11
28359 Bremen
bup@bremenuniversitypress.com
www.bremenuniversitypress.com

Il manoscritto non può essere utilizzato in tutto o in parte senza il previo consenso scritto dell'editore.

Questo libro è stato stampato su carta ecologica proveniente da foreste sostenibili, al fine di preservare le risorse e ridurre al minimo l'impatto ambientale. Utilizzando materiali riciclati e carta certificata FSC, contribuiamo a proteggere le foreste e a ridurre la nostra impronta ecologica.

Marijke van der Falk
Xavier Perez

Invecchiamento cellulare
Meccanismi, diagnosi, terapie

Panoramica

OSSERVAZIONE PRELIMINARE		10
1.	INTRODUZIONE	12
2.	PRINCIPI BIOLOGICI DELL'INVECCHIAMENTO CELLULARE	21
3.	EFFETTI SISTEMICI DELL'INVECCHIAMENTO CELLULARE	38
4.	DIAGNOSTICA E MISURAZIONE DELL'INVECCHIAMENTO CELLULARE	64
5.	APPROCCI TERAPEUTICI PER INFLUENZARE L'INVECCHIAMENTO CELLULARE	82
6.	NUOVE RICERCHE SULL'INFLUENZA DELL'INVECCHIAMENTO CELLULARE	105
7.	STUDI CLINICI E PROGRESSI TRASLAZIONALI	133
8.	PROSPETTIVE ETICHE, SOCIALI ED ECONOMICHE	144
9.	CAMPI DI RICERCA E VISIONI FUTURE	151
10.	CONCLUSIONE	162
11.	BIBLIOGRAFIA COMPLETA (ALFABETICA)	165

Indice dei contenuti

OSSERVAZIONE PRELIMINARE		**10**
1.	**INTRODUZIONE**	**12**
1.1	Definizione: cos'è l'invecchiamento cellulare?	12
1.2	Sviluppo storico del campo di ricerca	15
1.3	Rilevanza medica e sociale	18
1.4	Obiettivo	19
2.	**PRINCIPI BIOLOGICI DELL'INVECCHIAMENTO CELLULARE**	**21**
2.1	Senescenza cellulare: definizione e meccanismi	21
2.2	Telomeri e telomerasi	22
2.3	Danno al DNA e processi di riparazione	25
2.4	Disfunzione mitocondriale e stress ossidativo	28
2.5	Cambiamenti epigenetici e invecchiamento	32
2.6	Bibliografia (Capitolo 2)	35
3.	**EFFETTI SISTEMICI DELL'INVECCHIAMENTO CELLULARE**	**38**
3.1	Immunosenescenza e invecchiamento infiammatorio	38
3.2	Invecchiamento del sistema nervoso	42
3.3	Processi di invecchiamento della pelle, del sistema cardiovascolare e dei muscoli	45
3.4	Panoramica tabellare delle caratteristiche di invecchiamento specifiche dei tessuti basata sul contenuto dettagliato del testo	49
3.5	Invecchiamento cellulare e cancro	50
3.6	Studi attuali	54

3.7 Confronto tra gli effetti di inibizione e promozione dei
tumori delle cellule senescenti   57

3.8 L'invecchiamento come fattore di rischio per le malattie
croniche   57

3.9 Bibliografia (Capitolo 3)   61

4. **DIAGNOSTICA E MISURAZIONE DELL'INVECCHIAMENTO
CELLULARE**   64

4.1 Biomarcatori dell'invecchiamento cellulare   64

4.2 Orologi epigenetici e stima dell'età biologica   69

4.3 Procedure di imaging e diagnostica molecolare   73

4.4 Limitazioni e sfide nell'applicazione clinica   76

4.5 Bibliografia (Capitolo 4)   80

5. **APPROCCI TERAPEUTICI PER INFLUENZARE
L'INVECCHIAMENTO CELLULARE**   82

5.1 Protocolli di restrizione calorica e di digiuno   82

5.2 Antiossidanti e integratori alimentari   87

5.3 Interventi farmacologici: Senolitici e senomorfi   90

5.4 Influenza dell'esercizio fisico e dei cambiamenti nello stile di
vita   94

5.5 Approcci di ingegneria genetica e terapia cellulare   98

5.6 Bibliografia (Capitolo 5)   102

6. **NUOVE RICERCHE SULL'INFLUENZA
DELL'INVECCHIAMENTO CELLULARE**   105

6.1 Modifica del genoma basata su CRISPR per l'inversione
dell'età   105

6.2 Riprogrammazione delle cellule mediante i fattori di
Yamanaka   109

6.3	Ringiovanimento sistemico attraverso lo scambio di plasma	113
6.4	L'intelligenza artificiale nella ricerca sull'invecchiamento	116
6.5	Approcci multiomici per l'analisi olistica dei processi di invecchiamento	120
6.6	Nanomedicina e rilascio mirato di farmaci	123
6.7	Modulazione delle firme microbiche per il ringiovanimento cellulare	127
6.8	Bibliografia (Capitolo 6)	130
7.	**STUDI CLINICI E PROGRESSI TRASLAZIONALI**	**133**
7.1	Panoramica degli studi clinici in corso	133
7.2	Applicazioni di successo nell'uomo	134
7.3	Fattori limitanti e aspetti di sicurezza	135
7.4	Dai topi all'uomo: Trasferibilità dei risultati degli esperimenti sugli animali	138
7.5	Bibliografia (Capitolo 7)	141
8.	**PROSPETTIVE ETICHE, SOCIALI ED ECONOMICHE**	**144**
8.1	Questioni etiche legate al prolungamento e al ringiovanimento della vita	144
8.2	Disuguaglianze nella disponibilità di terapie modulanti l'età	145
8.3	Impatto economico sui sistemi sanitari e sociali	146
8.4	Il transumanesimo e le implicazioni filosofiche	147
8.5	Bibliografia (Capitolo 8)	148
9.	**CAMPI DI RICERCA E VISIONI FUTURE**	**151**
9.1	Ringiovanimento cellulare come medicina preventiva	151
9.2	Terapie combinate e medicina personalizzata contro l'invecchiamento	154

9.3	L'invecchiamento come processo controllabile: utopia o realtà?	155
9.4	Strategie globali	158
9.5	Bibliografia (Capitolo 9)	159
10.	**CONCLUSIONE**	**162**
11.	**BIBLIOGRAFIA COMPLETA (ALFABETICA)**	**165**

Note

- Questo libro ha una struttura modulare che permette di leggere ogni capitolo in modo indipendente senza dover necessariamente fare riferimento agli altri.
- Gli elenchi della letteratura utilizzata e di quella di approfondimento sono stati allegati ai rispettivi capitoli per una migliore leggibilità.
- Stato di lavorazione: marzo 2025

L'editore

Osservazione preliminare

Solo pochi decenni fa, l'invecchiamento era visto come un processo inevitabile e passivo a cui le persone erano impotenti di fronte all'avanzare dell'età. Invecchiare significava perdere capacità di divisione cellulare, funzionalità degli organi, resistenza. Oggi, nell'era della biologia molecolare, dell'intelligenza artificiale e dell'innovazione medica di precisione, questo quadro comincia a cambiare radicalmente. L'invecchiamento è sempre più inteso come un processo attivo regolato da alcune vie di segnalazione molecolare, che può essere rallentato, modulato o addirittura parzialmente invertito in determinate condizioni.

La ricerca sull'invecchiamento cellulare è un esempio di cambiamento di paradigma nella biomedicina moderna. Combina la ricerca di base con l'applicazione clinica, i meccanismi molecolari con la funzione sistemica e la conoscenza medica con la responsabilità etica. La prospettiva di controllare la senescenza cellulare, stabilizzare i telomeri, prevenire la disfunzione mitocondriale o riscrivere i programmi epigenetici non solo apre prospettive terapeutiche per le malattie legate all'età, ma mette anche in discussione l'immagine biologica dell'uomo nel suo complesso.

L'obiettivo di questo lavoro è quello di descrivere in modo esaustivo i complessi processi di invecchiamento cellulare e, allo stesso tempo, di analizzare gli sviluppi dinamici derivanti da nuovi approcci diagnostici, terapeutici e tecnologici. La presentazione è interdisciplinare: Combina i risultati della biologia molecolare, dell'ingegneria genetica, della farmacologia e della medicina dei sistemi con considerazioni di etica, sociologia e futurologia. Il libro si rivolge quindi non solo a chi si interessa di biomedicina, ma anche a tutti coloro che sono interessati alla questione di come invecchiamo - e di come potremmo invecchiare in futuro.

Un ringraziamento speciale va agli innumerevoli scienziati di tutto il mondo che, a vari livelli, stanno contribuendo a decifrare i meccanismi dell'invecchiamento e a spingersi responsabilmente oltre i limiti del possibile. Questo lavoro è un tentativo di tradurre le loro scoperte in un quadro generale comprensibile, coerente e orientato al futuro.

Che questo lavoro possa contribuire non solo ad approfondire la nostra comprensione dell'invecchiamento cellulare, ma anche ad avviare un dialogo su una nuova realtà medica: Una realtà in cui l'invecchiamento non è solo un destino, ma una sfida che può essere plasmata.

1. Introduzione

Lo studio dell'invecchiamento cellulare è una delle aree più dinamiche e d'impatto della bioscienza moderna. In un momento in cui l'aspettativa di vita sta aumentando in tutto il mondo e la prevalenza delle malattie associate all'età sta aumentando allo stesso tempo, la comprensione dei meccanismi cellulari dell'invecchiamento sta diventando sempre più importante. L'invecchiamento cellulare è molto più di un effetto collaterale biologico del passare del tempo; è un processo attivo con diverse conseguenze molecolari, funzionali e sistemiche che non solo caratterizza l'invecchiamento individuale, ma anche la patologia collettiva di una società. Le nuove scoperte scientifiche suggeriscono che l'invecchiamento è un processo che può essere fondamentalmente influenzato - e con esso forse anche la durata della vita, la durata della salute e la qualità dell'invecchiamento stesso.

1.1 Definizione: cos'è l'invecchiamento cellulare?

La senescenza cellulare descrive uno stato biologico altamente differenziato in cui una cellula perde permanentemente la sua capacità di dividersi ed entra in uno stato di persistenza funzionale che è accompagnato da una perdita del potenziale proliferativo ma non da una morte cellulare immediata. La senescenza cellulare rappresenta piuttosto un punto finale cellulare alternativo, caratterizzato da una serie di cambiamenti strutturali, funzionali e molecolari. Questo stato è irreversibile, cioè le cellule senescenti rimangono permanentemente in uno stato non proliferativo senza entrare nella via apoptotica o rientrare nel ciclo cellulare. Mantengono l'attività metabolica, ma questa è alterata in modo caratteristico.

Le cellule senescenti presentano un aspetto morfologico significativamente alterato, tipicamente caratterizzato da una superficie cellulare allargata, una forma cellulare appiattita e un aumento dei granuli intracellulari. A livello epigenetico, si verifica una profonda riprogrammazione della cromatina, con una riorganizzazione consecutiva delle regioni eterocromatiche e la formazione dei cosiddetti foci eterocromatici associati alla senescenza, che consentono il silenziamento permanente dei geni rilevanti per la proliferazione. Allo stesso tempo, numerose vie metaboliche si modificano. Ad esempio, si verifica una disregolazione del metabolismo energetico mitocondriale, una maggiore formazione di specie reattive dell'ossigeno e l'attivazione di specifiche cascate di trasduzione del segnale che stabilizzano la senescenza.

Di particolare importanza è il cosiddetto fenotipo secretorio associato alla senescenza, in cui le cellule senescenti secernono un gran numero di citochine pro-infiammatorie, chemochine, fattori di crescita ed enzimi che degradano la matrice . Questo complesso secretoma ha effetti di vasta portata sul tessuto circostante: può reclutare cellule immunitarie, creare microambienti infiammatori, compromettere la funzione delle cellule vicine e contribuire al rimodellamento dei tessuti. Mentre questa attività secretoria svolge un ruolo importante nella guarigione delle ferite, nello sviluppo embrionale e come meccanismo di soppressione dei tumori nelle prime fasi della vita, la sua attività persistente in età avanzata porta all'infiammazione cronica, alla perdita di strutture tissutali funzionali e alla promozione di malattie associate all'età come l'arteriosclerosi, l'osteoporosi, la sarcopenia o i processi neurodegenerativi.

L'invecchiamento cellulare è quindi un fenomeno bipolare con una marcata differenziazione funzionale dipendente dal tempo. In gioventù, serve come meccanismo protettivo essenziale contro la divisione cellulare incontrollata e la trasformazione maligna, convertendo le cellule danneggiate o stressate in uno stato di proliferazione inattiva e prevenendo così sviluppi potenzialmente oncogeni. Nel complesso, contribuisce quindi all'integrità dell'organismo. In età avanzata, tuttavia, quando l'accumulo di cellule senescenti non può più essere adeguatamente controllato a causa del declino della sorveglianza immunitaria, questa funzione protettiva si inverte. L'accumulo cronico di cellule senescenti in vari tessuti promuove processi di rimodellamento patologico, microstati infiammatori e la perdita della capacità rigenerativa, rendendolo un fattore di rischio sistemico per una varietà di malattie degenerative.

La senescenza cellulare è quindi un processo chiave dell'invecchiamento biologico che racchiude sia un potenziale terapeutico che sfide considerevoli. L'eliminazione mirata delle cellule senescenti, la loro riprogrammazione funzionale o il blocco dei loro prodotti di secrezione nocivi sono attualmente tra gli approcci più promettenti della medicina geriatrica a orientamento molecolare. Tuttavia, ciò richiede una comprensione approfondita delle funzioni dipendenti dal contesto e dei meccanismi di controllo molecolare alla base dell'invecchiamento cellulare. Solo allora questo fenomeno bipolare potrà essere incanalato in modo terapeuticamente significativo.

1.2 Sviluppo storico del campo di ricerca

Il dibattito scientifico sull'invecchiamento biologico delle cellule affonda le sue radici negli anni '60, quando Leonard Hayflick dimostrò in esperimenti rivoluzionari che i fibroblasti umani non possono proliferare indefinitamente in vitro, ma raggiungono uno stadio stabile di inattività di divisione dopo un certo numero di divisioni cellulari. Questa scoperta, passata alla storia della biologia cellulare con il nome di limite di Hayflick, ha confutato l'assunto precedentemente prevalente secondo cui le cellule somatiche possono dividersi indefinitamente in linea di principio e ha posto le basi per una ricerca sistematica sulla senescenza cellulare. La dimostrazione che questo processo è riproducibile e intrinsecamente programmato ha cambiato radicalmente la comprensione dell'invecchiamento cellulare e ha aperto nuove prospettive sulle basi biologiche dell'invecchiamento, della soppressione dei tumori e della differenziazione cellulare.

Nei decenni successivi, la ricerca in questo campo si è notevolmente approfondita e differenziata. Una pietra miliare particolarmente influente è stata la scoperta dei telomeri, le sequenze ripetitive di DNA alle estremità dei cromosomi che si accorciano a ogni divisione cellulare e rappresentano una sorta di orologio molecolare per la durata della vita cellulare. Quando si raggiunge una lunghezza critica dei telomeri, si attiva un segnale di danno al DNA che porta all'induzione della senescenza o dell'apoptosi attraverso vie di segnalazione p53-dipendenti. L'accorciamento dei telomeri è stato quindi identificato come un elemento centrale dell'invecchiamento cellulare e rappresenta tuttora un modello paradigmatico per la limitazione biologica della proliferazione cellulare.

Allo stesso tempo, le specie reattive dell'ossigeno sono diventate protagoniste dei processi di invecchiamento molecolare. L'accumulo di danni ossidativi al DNA, alle proteine e alle membrane è considerato una delle forze trainanti della degenerazione funzionale delle cellule che invecchiano. I mitocondri, in quanto principali produttori di tali molecole reattive, svolgono un ruolo chiave, sia come fonte di stress ossidativo sia come struttura bersaglio dei processi di invecchiamento. La disfunzione mitocondriale è oggi considerata un segno distintivo centrale dell'invecchiamento, associato all'alterazione del metabolismo energetico cellulare, all'attivazione di vie di segnalazione infiammatorie e alla promozione della senescenza cellulare.

Negli ultimi anni è stata prestata particolare attenzione al ruolo dei cambiamenti epigenetici che si accumulano sistematicamente nel corso della vita. L'alterazione dei modelli di metilazione del DNA, delle modifiche degli istoni e degli RNA non codificanti ha effetti di vasta portata sull'espressione genica e contribuisce in modo significativo alla riprogrammazione funzionale delle cellule che invecchiano. Questi modelli epigenetici non sono solo indicatori dell'età biologica, ma aprono anche la possibilità di una riprogrammazione terapeutica mirata con l'obiettivo di rallentare o addirittura invertire il processo di invecchiamento. La creazione di orologi epigenetici, in grado di prevedere l'età biologica di un individuo con un alto grado di precisione, segna un significativo progresso nella ricerca sull'invecchiamento predittivo.

Con l'avvento delle moderne tecnologie high-throughput, tra cui le analisi del trascrittoma, il sequenziamento di singole cellule, la proteomica e la metabolomica, nonché l'uso di intelligenza artificiale e di metodi di analisi bioinformatica, è ora possibile caratterizzare le cellule che invecchiano nella loro diversità funzionale e molecolare in modo molto più dettagliato che mai. Queste tecnologie consentono di riconoscere l'invecchiamento cellulare non più come un processo uniforme, ma come uno spettro di stati dinamici che differiscono a seconda del tipo di cellula, del tessuto, dei fattori ambientali e della disposizione genetica. Questa nuova biologia sistemica dell'invecchiamento pone le basi per una medicina geriatrica individualizzata, in grado di affrontare in modo specifico i fenotipi di invecchiamento cellulare presenti in ciascun caso.

Nel suo complesso, lo sviluppo scientifico dalla scoperta del limite di Hayflick alla mappatura molecolare del nucleo cellulare invecchiato rappresenta un progresso di conoscenza senza precedenti che ha trasformato radicalmente la nostra comprensione dei processi di invecchiamento biologico. La sfida dei prossimi anni sarà quella di tradurre queste scoperte in interventi concreti e clinicamente utili, sia per prolungare gli anni di vita in salute, sia per prevenire le malattie degenerative o per ripristinare le funzioni cellulari in età avanzata.

1.3 Rilevanza medica e sociale

L'importanza medica dell'invecchiamento cellulare deriva dal suo ruolo centrale nello sviluppo di numerose malattie croniche associate alla vecchiaia. Che si tratti di malattie cardiovascolari, processi neurodegenerativi, cancro, sindromi metaboliche o immunodeficienze legate all'età, la senescenza cellulare è sempre più riconosciuta come il meccanismo fisiopatologico centrale di queste malattie. L'invecchiamento della popolazione è anche una delle maggiori sfide del XXI secolo dal punto di vista sociale. L'aumento della morbilità che ne deriva non solo comporta un notevole onere per il sistema sanitario, ma solleva anche questioni etiche, economiche e politiche. In questo contesto, la modulazione mirata dell'invecchiamento cellulare sembra essere un approccio potenzialmente rivoluzionario per estendere la durata della salute, prevenire le malattie legate all'età e ridefinire l'invecchiamento nel suo complesso.

1.4 Obiettivo

Questo libro si propone di fornire una descrizione completa delle basi biologiche dell'invecchiamento cellulare e, allo stesso tempo, di analizzare gli ultimi sviluppi della ricerca e le conseguenti prospettive terapeutiche. L'attenzione è rivolta in particolare agli approcci innovativi per influenzare il processo di invecchiamento a livello cellulare e molecolare. Questi includono strategie farmacologiche come lo sviluppo di senolitici, la modulazione genetica mediante la tecnologia CRISPR, la riprogrammazione epigenetica e interventi sistemici mediante protocolli di digiuno, trasfusioni di plasma o gestione del microbioma. Questa presentazione è completata da un esame critico delle implicazioni etiche, legali e sociali che derivano dalla possibilità di manipolare l'invecchiamento cellulare in modo mirato. Il lavoro è organizzato secondo una struttura chiara: dalle basi biologiche alle innovazioni cliniche e tecnologiche, fino alle visioni del futuro e alle questioni filosofiche. L'obiettivo è quello di fornire una comprensione approfondita dei complessi meccanismi dell'invecchiamento cellulare e, allo stesso tempo, di aprire una prospettiva sulle potenzialità della medicina del ringiovanimento.

2. Principi biologici dell'invecchiamento cellulare

La comprensione dell'invecchiamento cellulare inizia con l'analisi delle sue basi biologiche, profondamente radicate nell'architettura molecolare della cellula. I processi di invecchiamento cellulare non si basano su un singolo meccanismo, ma su una complessa interazione di diversi cambiamenti biochimici e genetici che si verificano nel tempo e portano a un cambiamento irreversibile della funzione della cellula interessata. Questi processi possono essere innescati da fattori ambientali esterni come radiazioni, tossine chimiche o stress meccanico, ma si verificano anche come parte del naturale metabolismo cellulare. Negli ultimi decenni è emerso un quadro più preciso di quali segnali molecolari causano l'invecchiamento, come interagiscono e quali conseguenze hanno per il tessuto e l'organismo nel suo complesso.

2.1 Senescenza cellulare: definizione e meccanismi

La senescenza cellulare è uno stato in cui le cellule entrano quando non possono più dividersi, pur rimanendo vive. È una risposta cellulare a vari fattori di stress, in particolare al danno al DNA, all'accorciamento dei telomeri e alla segnalazione oncogena. In questo stato, le cellule perdono la capacità di proliferare, ma rilasciano una serie di citochine pro-infiammatorie, fattori di crescita ed enzimi proteolitici

- un fenomeno noto come fenotipo secretorio associato alla senescenza. Questi fattori hanno un effetto duraturo sull'ambiente delle cellule senescenti e portano all'infiammazione cronica, al danno tissutale e a una rigenerazione compromessa. Sebbene la senescenza svolga un'importante funzione di soppressione dei tumori disattivando le cellule potenzialmente pericolose, il suo accumulo in età avanzata può contribuire alla patogenesi di molte malattie croniche.

2.2 Telomeri e telomerasi

I telomeri sono uno degli orologi biologici centrali che determinano il processo di invecchiamento di una cellula. Si tratta di speciali segmenti di DNA costituiti da sequenze nucleotidiche multiple non codificanti. Si trovano all'estremità di ciascun cromosoma e svolgono un'importante funzione protettiva: i telomeri impediscono la perdita di importanti informazioni genetiche durante la replicazione del DNA. Inoltre, proteggono le estremità dei cromosomi dall'unione con altre estremità di DNA, che è considerata pericolosa e potrebbe altrimenti portare all'instabilità genetica.

Ogni volta che una cellula si divide, il DNA nel suo nucleo viene copiato. Tuttavia, a causa delle proprietà molecolari della DNA polimerasi, l'enzima che esegue questo processo di copiatura, la replicazione alle estremità dei cromosomi non può avvenire completamente. Questo cosiddetto "difetto di replicazione delle estremità" fa sì che i telomeri perdano una piccola parte della loro lunghezza a ogni divisione cellulare. Questa perdita graduale di DNA telomerico continua ad ogni successiva divisione cellulare e agisce come una sorta di nastro di misurazione molecolare che documenta la storia di divisione della cellula.

Se i telomeri scendono al di sotto di una certa lunghezza minima critica, l'integrità strutturale dei cromosomi è compromessa. La cellula interpreta questa condizione come un danno al DNA. Ciò innesca una risposta cellulare che porta a uno stato di arresto permanente della divisione - noto come senescenza - o alla morte cellulare programmata (apoptosi). Entrambi i processi servono come meccanismi di protezione per eliminare le cellule geneticamente instabili che potrebbero rappresentare un rischio per il tessuto o per l'organismo nel suo complesso.

L'enzima telomerasi è particolarmente importante in questo contesto. Si tratta di un enzima a base di ribonucleoproteine in grado di allungare i telomeri aggiungendo nuove sequenze ripetitive all'estremità del cromosoma. La telomerasi è costituita da una trascrittasi inversa (TERT) e da una componente di RNA (TERC), che funge da modello per la sintesi del DNA. La telomerasi è attiva nelle cellule staminali embrionali, nelle cellule germinali e in alcune cellule staminali adulte, dove garantisce la capacità di dividersi a lungo termine. Nella maggior parte delle cellule somatiche dell'organismo adulto, invece, la telomerasi è soppressa, il che limita la capacità di queste cellule di dividersi.

La riattivazione della telomerasi nella maggior parte delle cellule tumorali è particolarmente sorprendente. Qui serve a mantenere una capacità di divisione cellulare illimitata, tipica della crescita tumorale incontrollata. Questa conoscenza ha portato a un intenso dibattito sull'utilizzo terapeutico della telomerasi. Da un lato, c'è l'idea di attivare specificamente l'enzima per ringiovanire le cellule senescenti e quindi rallentare l'invecchiamento dei tessuti o le malattie degenerative. Dall'altro, l'attivazione della telomerasi comporta il rischio di stabilizzare le cellule premaligne e di favorirne la degenerazione. La modulazione controllata e selettiva dell'attività della telomerasi è quindi un obiettivo di ricerca fondamentale.

Molti studi si stanno attualmente concentrando sullo sviluppo di sostanze attive o di metodi di ingegneria genetica con cui la telomerasi possa essere attivata temporaneamente e in modo specifico per ogni tessuto, idealmente solo in cellule precedentemente classificate come non maligne. Parallelamente, si stanno sviluppando strategie che non si concentrano sulla telomerasi stessa, ma sulla stabilizzazione della struttura dei telomeri o sulla protezione dai danni al DNA indotti dai telomeri. Queste includono piccole molecole, interferenza dell'RNA o modificatori epigenetici che mirano a influenzare positivamente lo stato dei telomeri senza aumentare contemporaneamente il rischio di sviluppo del tumore.

Nel complesso, è chiaro che i telomeri e le loro reti di regolazione non sono solo un preciso marcatore cellulare dell'età biologica, ma anche uno dei bersagli più promettenti per le future terapie anti-invecchiamento. La sfida consiste nel distinguere tra l'invecchiamento cellulare necessario, che serve a prevenire il cancro, e quello patologico, l'accorciamento prematuro dei telomeri, e nell'intraprendere di conseguenza un'azione terapeutica differenziata.

2.3 Danno al DNA e processi di riparazione

Nel corso della vita di una cellula, nel DNA si accumulano numerosi tipi di danni, causati da influenze sia esterne che interne. Fattori esogeni come le radiazioni ionizzanti, la luce ultravioletta, le tossine ambientali, gli agenti chimici cancerogeni e le infezioni virali possono alterare significativamente la struttura molecolare del DNA. Inoltre, sono soprattutto i processi endogeni, come la fosforilazione ossidativa nei mitocondri, a rilasciare continuamente specie reattive dell'ossigeno (ROS) nell'ambito del metabolismo energetico cellulare. Questi ROS possono attaccare il DNA e causare danni ossidativi a singole basi, rotture di filamenti o riarrangiamenti molecolari più complessi.

L'entità e il tipo di questi danni al DNA sono strettamente legati all'invecchiamento cellulare. Particolarmente significative sono le rotture a doppio filamento, in cui entrambi i filamenti della molecola di DNA sono danneggiati contemporaneamente. Questa forma di danno è considerata particolarmente pericolosa in quanto compromette l'integrità strutturale del genoma e, se non trattata o riparata in modo errato, può portare ad aberrazioni cromosomiche, perdita di geni o funzioni cellulari incontrollate.

Per contrastare tali danni, la cellula dispone di un sistema di riparazione del DNA altamente sviluppato e a più livelli, costituito da varie vie di segnalazione, complessi enzimatici e proteine regolatrici. I meccanismi più importanti includono la ricombinazione omologa (HR), in cui una sequenza di DNA identica o quasi identica serve da modello per l'esatto ripristino dell'area danneggiata, e il non-homologous end joining (NHEJ), un meccanismo più veloce ma più soggetto a errori in cui le estremità delle rotture del DNA vengono unite direttamente. Esistono inoltre altre vie di riparazione specializzate, come la riparazione per escissione della base (BER), la rimozione del dimero pirimidinico attraverso la via di escissione del nucleotide (NER) e la riparazione dei mismatch (MMR), tutte essenziali per mantenere la stabilità genomica.

Tuttavia, con l'invecchiamento della cellula e dell'organismo nel suo complesso, l'efficacia di questi meccanismi di riparazione diminuisce. Ciò è dovuto a una serie di fattori, tra cui l'esaurimento di alcuni componenti enzimatici, i cambiamenti epigenetici nella struttura della cromatina, lo stress ossidativo cronico e le disfunzioni normative all'interno delle cascate di segnalazione cellulare. Di conseguenza, si accumulano danni al DNA che non possono essere riparati o possono essere riparati solo in modo incompleto. L'instabilità genomica che ne deriva porta a un aumento del tasso di errori nella divisione cellulare, alla riattivazione di elementi genetici silenziati e, infine, all'avvio dei processi di senescenza.

La cellula colpita interpreta un danno al DNA grave o persistente come un segnale di pericolo e attiva un programma di protezione che porta alla cessazione permanente della divisione cellulare, nota come senescenza cellulare. Questo processo è regolato in modo significativo dal soppressore tumorale p53, dalla proteina inibitrice della chinasi ciclina-dipendente p21 e dal sensore del danno al DNA γ-H2AX. Lo scopo di questo programma di emergenza cellulare è quello di impedire la sopravvivenza di cellule geneticamente instabili e quindi di prevenire lo sviluppo di trasformazioni maligne.

Tuttavia, l'accumulo di cellule senescenti nei tessuti ha anche conseguenze negative con l'avanzare dell'età. Modifica l'ambiente cellulare, promuove l'infiammazione cronica e ostacola i processi di rigenerazione. Ciò rende evidente che la diminuzione della capacità di riparare il DNA non è solo un segno distintivo molecolare dell'invecchiamento cellulare, ma anche un contributo attivo ai processi fisiopatologici che caratterizzano l'invecchiamento a livello sistemico. La ricerca sulle reti di riparazione del DNA e sui loro cambiamenti legati all'età è quindi un obiettivo centrale della ricerca sull'invecchiamento, sia per una migliore diagnosi dell'invecchiamento biologico sia per lo sviluppo di strategie terapeutiche mirate che possano rallentare o compensare i processi di invecchiamento.

2.4 Disfunzione mitocondriale e stress ossidativo

I mitocondri, spesso definiti "centrali energetiche" della cellula, svolgono un ruolo nel complesso processo di invecchiamento cellulare che va ben oltre il metabolismo energetico. Non solo sono responsabili della sintesi dell'adenosina trifosfato (ATP) - la fonte di energia centrale dei processi biologici - ma fungono anche da punti di commutazione integrali per numerose vie di segnalazione cellulare che determinano il destino e la funzione della cellula . La loro importanza centrale per il processo di invecchiamento deriva dal fatto che sono essenziali per la sopravvivenza cellulare, ma rappresentano anche una fonte significativa di sostanze potenzialmente dannose per le cellule.

Nell'ambito della fosforilazione ossidativa, la fase finale della catena respiratoria mitocondriale, viene stabilito un gradiente elettrochimico attraverso il trasporto di elettroni lungo la membrana mitocondriale interna, che guida la sintesi di ATP da parte dell'ATP sintasi. Tuttavia, questo processo porta inevitabilmente alla formazione delle cosiddette specie reattive dell'ossigeno (ROS), come anioni superossido, perossido di idrogeno o radicali idrossilici. Queste molecole hanno un elevato potenziale di reazione e possono interagire chimicamente con i lipidi, le proteine e, in particolare, con il DNA mitocondriale e nucleare, causando danni strutturali e compromissione funzionale.

Le cellule giovani e sane dispongono di un sistema di meccanismi di difesa antiossidanti finemente sintonizzato, che comprende enzimi come la superossido dismutasi, la catalasi, la glutatione perossidasi e vari metaboliti antiossidanti. Questi sistemi tengono sotto controllo la produzione di ROS e proteggono la cellula dai danni ossidativi. Con l'avanzare dell'età, tuttavia, questo equilibrio perde stabilità. Da un lato, l'efficienza dei sistemi di protezione antiossidante diminuisce, mentre dall'altro aumenta la produzione endogena di specie reattive dell'ossigeno, in parte a causa di difetti strutturali nella catena di trasporto degli elettroni mitocondriale.

Questo processo porta a uno stato di stress ossidativo, che è una delle cause principali della disfunzione mitocondriale legata all'età. Ne conseguono danni al DNA mitocondriale (mtDNA), perossidazione lipidica delle membrane, alterazioni strutturali delle criste mitocondriali e rilascio di fattori pro-apoptotici come il citocromo c. Poiché i mitocondri hanno un proprio DNA, che è meno efficacemente protetto e riparato rispetto al DNA nucleare, le mutazioni nel mtDNA si accumulano particolarmente rapidamente. Queste mutazioni possono a loro volta avere un effetto negativo sulla funzione dei complessi proteici mitocondriali, mettendo in moto un circolo vizioso di crescente disfunzione.

La disfunzione mitocondriale non è problematica solo a livello cellulare, ma ha anche conseguenze sistemiche di vasta portata. Le cellule con mitocondri danneggiati presentano una ridotta produzione di ATP, che compromette l'approvvigionamento energetico dei processi cellulari essenziali. Allo stesso tempo, si attivano le risposte allo stress cellulare, ad esempio attraverso l'asse p53 o i programmi UPR mitocondriali (unfolded protein response), che portano all'induzione di segnali di senescenza. Questi segnali influenzano a loro volta l'intero ambiente dei tessuti e degli organi rilasciando sostanze messaggere pro-infiammatorie e attivando il sistema immunitario - un fenomeno che viene descritto nel contesto dell'"inflammaging".

Inoltre, i mitocondri interagiscono strettamente con altri componenti cellulari. Ad esempio, la disfunzione mitocondriale può alterare l'omeostasi del calcio, influenzare i programmi epigenetici, inibire i processi di autofagia e compromettere la comunicazione tra organelli come il reticolo endoplasmatico, i lisosomi o il nucleo cellulare. In questo modo, i mitocondri difettosi non agiscono solo come vittime passive dell'invecchiamento, ma anche come motori attivi di una perdita di funzionalità sistemica che colpisce tutti i tipi di cellule, da quelle immunitarie a quelle muscolari e ai neuroni.

Per tutti questi motivi, la salute mitocondriale è diventata un obiettivo centrale della ricerca sull'invecchiamento. Gli approcci terapeutici si concentrano sul sostegno della biogenesi mitocondriale attraverso l'attivazione di PGC-1α, l'uso di antiossidanti mirati ai mitocondri come MitoQ o SkQ1, la promozione della mitofagia per rimuovere in modo specifico i mitocondri danneggiati e strategie di ingegneria genetica per riparare il mtDNA. Anche gli attivatori farmacologici degli enzimi NAD^+ dipendenti, come le sirtuine, sono al centro degli studi attuali, in quanto possono sia migliorare la funzione mitocondriale sia regolare le vie di segnalazione strettamente associate all'invecchiamento cellulare.

Nel complesso, si può affermare che i mitocondri non devono essere considerati solo come produttori di energia, ma anche come centri di controllo della cellula che ne determinano l'età. La loro disfunzione agisce come un amplificatore dell'invecchiamento cellulare, in quanto compromette contemporaneamente la produzione di energia, l'integrità genetica, la risposta allo stress e la comunicazione con altri componenti cellulari - un effetto domino multifattoriale che modifica profondamente l'organismo che invecchia a livello molecolare, cellulare e sistemico.

2.5 Cambiamenti epigenetici e invecchiamento

Oltre alle mutazioni genetiche e ai danni strutturali al DNA, negli ultimi anni un altro sistema di regolazione cellulare è diventato sempre più oggetto di ricerca sull'invecchiamento: l'epigenetica. Il termine si riferisce a quei meccanismi molecolari che controllano l'attività dei geni senza alterare la sequenza del DNA sottostante.

A differenza della genetica, che descrive l'"alfabeto" del materiale genetico, l'epigenetica si occupa della "grammatica", ossia delle regole che determinano quali geni vengono letti quando, dove e in che misura. Questi processi sono dinamici, reversibili e fortemente influenzati da fattori ambientali, stile di vita ed età.

I meccanismi epigenetici centrali comprendono tre gruppi principali: In primo luogo, la **metilazione del DNA**, in cui gruppi metilici sono attaccati alle basi citosiniche del DNA e possono quindi inibire o favorire la trascrizione di geni vicini. In secondo luogo, le **modificazioni degli istoni**, cioè i cambiamenti chimici delle molecole proteiche attorno alle quali è avvolto il DNA, che influenzano l'accessibilità di alcuni segmenti genici allentando o condensando la cromatina. Infine, gli **RNA non codificanti**, in particolare i micro-RNA e gli RNA non codificanti lunghi, che agiscono come regolatori dell'espressione genica, esempio impedendo o stabilizzando la traduzione degli mRNA.

Nel contesto dell'invecchiamento cellulare, si possono osservare cambiamenti caratteristici in tutte queste aree. Il cambiamento dipendente dall'età nel modello di metilazione del DNA è stato particolarmente studiato. Mentre in alcune aree del genoma si osserva un'ipometilazione globale, cioè una diminuzione della metilazione, in alcune regioni regolatorie si verifica contemporaneamente un'ipermetilazione. Questi cambiamenti spesso interessano geni responsabili di processi cellulari centrali come la regolazione del ciclo cellulare, la riparazione del DNA, l'apoptosi o la funzione immunitaria. La perdita di precisione epigenetica - nota come "deriva epigenetica" - è oggi riconosciuta come una caratteristica chiave dell'invecchiamento biologico.

Un progresso particolarmente notevole in questo settore è lo sviluppo dei cosiddetti **orologi epigenetici**. Si tratta di modelli computerizzati in grado di determinare l'età biologica di una cellula o di un organismo con un elevato grado di precisione sulla base dei modelli di metilazione del DNA in specifici siti CpG del genoma. I modelli più noti sono l'orologio di Horvath, l'orologio di Hannum e le varianti più avanzate come PhenoAge o GrimAge, che tengono conto anche dei fattori di rischio legati alla salute. Questi orologi epigenetici forniscono molto di più di semplici informazioni diagnostiche: aprono anche la possibilità di quantificare direttamente l'effetto degli interventi terapeutici a livello molecolare.

Da un punto di vista funzionale, i cambiamenti epigenetici non sono affatto un'espressione puramente passiva dell'invecchiamento, ma svolgono un ruolo attivo nel suo sviluppo. Possono contribuire alla riattivazione di geni originariamente silenziati, come i retrotrasposoni o i programmi specifici per lo sviluppo, con conseguente instabilità e malfunzionamento. Al contrario, l'inattivazione involontaria di geni soppressori di tumori o di geni di riparazione del DNA da parte di meccanismi di silenziamento epigenetico può aumentare il rischio di malattie associate all'età. In questa area di tensione tra plasticità reversibile e deregolazione incontrollata risiede il particolare significato dei processi epigenetici per la ricerca sull'invecchiamento.

Dal punto di vista terapeutico, questo apre un approccio promettente per influenzare l'età biologica. Gli approcci iniziali si concentrano sulla **riprogrammazione epigenetica**, che mira a ottenere un parziale ritorno a uno stato epigenetico più giovane attraverso l'attivazione mirata di specifici fattori di trascrizione (come i fattori Yamanaka), senza cancellare completamente l'identità cellulare. Altre strategie si concentrano su piccole molecole in grado di influenzare direttamente le modifiche epigenetiche, ad esempio inibendo le istone deacetilasi o le DNA metiltransferasi. Tuttavia, questi interventi devono essere considerati con grande cautela, in quanto possono provocare non solo effetti di ringiovanimento, ma anche aberrazioni epigenetiche indesiderate.

Nel complesso, si può affermare che i cambiamenti epigenetici rappresentano un legame centrale tra ambiente, metabolismo e funzione cellulare. Contribuiscono in modo decisivo a determinare lo stato di invecchiamento cellulare e offrono uno dei modi più eleganti per rendere visibile, misurabile e, in una certa misura, controllabile la progressione molecolare dell'invecchiamento. L'approfondimento di questi meccanismi - in particolare per quanto riguarda il loro potenziale terapeutico - è senza dubbio uno dei campi più dinamici e lungimiranti della moderna ricerca sull'invecchiamento.

2.6 Bibliografia (Capitolo 2)

Blackburn, E. H., Epel, E. S., & Lin, J. (2015). Biologia dei telomeri umani: un fattore contributivo e interattivo nell'invecchiamento, nei rischi di malattia e nella protezione. *Science*, 350(6265), 1193-1198.
https://doi.org/10.1126/science.aab3389

Campisi, J. (2013). Invecchiamento, senescenza cellulare e cancro. *Annual Review of Physiology*, 75, 685-705.
https://doi.org/10.1146/annurev-physiol-030212-183653

Childs, B. G., Durik, M., Baker, D. J., & van Deursen, J. M. (2015). Senescenza cellulare nell'invecchiamento e nelle malattie legate all'età: dai meccanismi alla terapia.

Nature Medicine, 21(12), 1424-1435. https://doi.org/10.1038/nm.4000

Finkel, T., Serrano, M. e Blasco, M. A. (2007). La biologia comune del cancro e dell'invecchiamento. *Nature*, 448(7155), 767-774. https://doi.org/10.1038/nature05985

Gomes, A. P., Price, N. L., & Sinclair, D. A. (2013). Sensibilità ai nutrienti, segnalazione metabolica e invecchiamento. *Cell*, 155(6), 1339-1355. https://doi.org/10.1016/j.cell.2013.11.037

Harman, D. (1956). Invecchiamento: Una teoria basata sulla chimica dei radicali liberi e delle radiazioni. *Journal of Gerontology*, 11(3), 298-300. https://doi.org/10.1093/geronj/11.3.298

Hayflick, L. (1965). La limitata vita in vitro dei ceppi cellulari diploidi umani. *Experimental Cell Research*, 37(3), 614-636. https://doi.org/10.1016/0014-4827(65)90211-9

Lopez-Otin, C., Blasco, M. A., Partridge, L., Serrano, M. e Kroemer, G. (2013). I segni distintivi dell'invecchiamento. *Cell*, 153(6), 1194-1217. https://doi.org/10.1016/j.cell.2013.05.039

Lu, A. T., Quach, A., Wilson, J. G., Reiner, A. P., Aviv, A., Raj, K., ... & Horvath, S. (2019). La metilazione del DNA GrimAge predice fortemente la durata della vita e

l'apertura della salute. *Aging*, 11(2), 303-327.
https://doi.org/10.18632/aging.101684

Passos, J. F. e von Zglinicki, T. (2006). Radicali liberi dell'ossigeno nella senescenza cellulare: sono trasduttori di segnale? *Free Radical Research*, 40(12), 1277-1283.
https://doi.org/10.1080/10715760600911132

Shay, J. W., & Wright, W. E. (2019). Telomeri e telomerasi: tre decenni di progressi. *Nature Reviews Genetics*, 20(5), 299-309. https://doi.org/10.1038/s41576-019-0099-1

Terman, A. e Brunk, U. T. (2006). Stress ossidativo, accumulo di "rifiuti" biologici e invecchiamento. *Antioxidants & Redox Signalling*, 8(1-2), 197-204.
https://doi.org/10.1089/ars.2006.8.197

Vijg, J. e Suh, Y. (2013). Instabilità del genoma e invecchiamento. *Annual Review of Physiology*, 75, 645-668.
https://doi.org/10.1146/annurev-physiol-030212-183715

3. Effetti sistemici dell'invecchiamento cellulare

L'invecchiamento cellulare non è solo un evento isolato a livello cellulare, ma ha effetti a livello di interi tessuti, organi e, in ultima analisi, dell'organismo nel suo complesso. Nel corso della vita, nei vari organi e sistemi si accumulano cellule senescenti, le cui attività biologiche non solo limitano la propria funzione, ma hanno anche un effetto duraturo sul tessuto circostante. Questa diffusione sistemica dei processi di invecchiamento cellulare è significativamente coinvolta nello sviluppo di malattie associate all'età e contribuisce al graduale scompenso funzionale dell'organismo. È quindi di fondamentale importanza esaminare in modo differenziato gli effetti della senescenza cellulare sui singoli sistemi, al fine di ottenere una comprensione olistica del processo di invecchiamento.

3.1 Immunosenescenza e invecchiamento infiammatorio

Il sistema immunitario è uno dei sistemi più dinamici e allo stesso tempo più sensibili del corpo umano. Nel corso della vita, subisce cambiamenti strutturali e funzionali che vanno ben oltre il semplice declino delle difese dell'organismo. Questo fenomeno è noto come **immunosenescenza** e descrive i processi di rimodellamento legati all'età che modificano radicalmente la funzione immunitaria a livello cellulare, molecolare e sistemico. L'immunosenescenza è oggi riconosciuta come un fattore chiave dell'invecchiamento biologico: non solo influenza la suscettibilità agli agenti patogeni esterni, ma ha anche un impatto diretto sullo sviluppo di malattie cronico-degenerative, processi autoimmuni e sviluppo di tumori.

Una caratteristica centrale dell'immunosenescenza è il declino **della risposta immunitaria adattativa**, cioè di quei meccanismi di difesa che si basano sul riconoscimento specifico e sulla formazione di memorie. Particolarmente colpiti sono i **linfociti T**, soprattutto le cosiddette *cellule T naive*, necessarie per la risposta immunitaria primaria ai nuovi agenti patogeni. Con l'avanzare dell'età, il loro numero diminuisce significativamente, in relazione alla regressione del timo (involuzione timica) da un lato e all'esposizione cronica agli antigeni nel corso della vita dall'altro. Allo stesso tempo, si assiste a una proliferazione dei cosiddetti *cloni di cellule T tardivamente differenziate, spesso disfunzionali*, che sono spesso il risultato di un'esposizione virale a lungo termine, come il citomegalovirus (CMV). Anche le **cellule B**, che producono anticorpi, mostrano una ridotta diversità, una ridotta maturazione dell'affinità e una ridotta produzione di anticorpi con l'età, il che contribuisce in particolare a indebolire la risposta vaccinale.

La **risposta immunitaria innata**, che funge da prima barriera contro le infezioni, è influenzata anche dal processo di invecchiamento. I granulociti neutrofili, i macrofagi e le cellule dendritiche mostrano una ridotta capacità di fagocitosi, presentazione dell'antigene e produzione di citochine con l'età. Inoltre, la comunicazione tra i diversi tipi di cellule immunitarie è compromessa: le vie di segnalazione che normalmente consentono una risposta coordinata alle infezioni o ai danni tissutali sono spesso disregolate in età avanzata. Paradossalmente, questi deficit funzionali sono spesso accompagnati da un'**attività immunitaria cronicamente aumentata ma inefficiente**, che non solo appesantisce il tessuto ma porta anche all'esaurimento dei sistemi di regolazione.

Una caratteristica particolarmente evidente e ormai ben documentata dell'immunosenescenza è lo sviluppo di una **condizione infiammatoria cronica a bassa soglia**, che è diventata nota **come "inflammaging"**. Non si tratta di una reazione infiammatoria acuta in senso classico, ma di una prontezza infiammatoria permanente, sistemica e subclinica, accompagnata da un aumento della produzione di citochine proinfiammatorie come l'interleuchina-6 (IL-6), il fattore di necrosi tumorale alfa (TNF-α) e la proteina C-reattiva (CRP). Questa infiammazione è essenzialmente innescata da **cellule senescenti** che, pur non dividendosi più, sviluppano un fenotipo attivo e secretorio. Questo cosiddetto **fenotipo secretorio associato alla senescenza (SASP)** è caratterizzato dal rilascio di sostanze messaggere pro-infiammatorie, enzimi che modificano la matrice e chemochine, che hanno un impatto negativo sul tessuto circostante.

L'infiammazione cronica causata da questo meccanismo contribuisce in modo significativo alla progressione di molte malattie legate all'età. Tra queste, l'**arteriosclerosi**, il **diabete di tipo 2**, il **morbo di Alzheimer**, la **sarcopenia** e l'**osteoporosi**, nonché l'aumento dello sviluppo dei tumori a causa della stimolazione permanente dei processi di divisione cellulare nel microambiente infiammatorio. La firma infiammatoria ha anche un effetto negativo sulla rigenerazione: Le nicchie delle cellule staminali sono interrotte, i processi di guarigione sono rallentati e i tessuti vengono rinnovati in modo incompleto o scorretto.

Nel complesso, è chiaro che l'immunosenescenza non è un fenomeno isolato del sistema di difesa, ma una parte integrante dell'invecchiamento sistemico. È in dialogo diretto con i processi endocrini, metabolici e neurologici e intensifica l'invecchiamento a più livelli. La modulazione mirata dei processi di invecchiamento immunologico - ad esempio attraverso senolitici, interventi immunometabolici o riprogrammazione epigenetica - è quindi una delle strategie centrali della moderna medicina geriatrica. Allo stesso tempo, i programmi di vaccinazione personalizzati, la diagnostica immunologica precoce e gli interventi sullo stile di vita stanno diventando sempre più importanti per prevenire le carenze immunitarie legate all'età.

3.2 Invecchiamento del sistema nervoso

Il sistema nervoso centrale è uno degli organi più colpiti dal processo di invecchiamento. Questa particolare vulnerabilità può essere spiegata da diversi fattori: da un lato, vi è una capacità rigenerativa estremamente bassa, poiché i **neuroni** differenziati non sono generalmente più in grado di dividersi in età adulta. In secondo luogo, queste cellule rimangono metabolicamente molto attive per decenni e sono quindi costantemente sotto l'influenza dello stress ossidativo, dello stress energetico e dei meccanismi di riparazione cellulare. Anche piccoli disturbi funzionali o danni strutturali possono quindi avere un impatto significativo sull'integrità della rete neuronale e sulle prestazioni cognitive.

Con l'avanzare dell'età si assiste a una graduale **perdita di plasticità sinaptica**, ovvero della capacità del sistema nervoso di adattarsi strutturalmente e funzionalmente a nuovi stimoli, processi di apprendimento o lesioni. Questa diminuzione riguarda sia la densità e l'efficienza delle connessioni sinaptiche sia la dinamica della trasmissione del segnale tra i neuroni. Questo processo è particolarmente rilevante nell'**ippocampo**, un'area cruciale per la formazione della memoria e l'orientamento spaziale . Non solo l'attività sinaptica diminuisce con l'età, ma diminuisce anche **la neurogenesi**, cioè la formazione di nuove cellule nervose da cellule staminali neuronali nella zona subgranulare del giro dentato. Anche la zona subventricolare, coinvolta nella formazione dei neuroni olfattivi, mostra una riduzione dell'attività rigenerativa dipendente dall'età.

Queste limitazioni funzionali sono accompagnate da un **accumulo di proteine neurotossiche**, in particolare **beta-amiloide e tau iperfosforilata**. In forma patologica, queste proteine non possono essere sufficientemente degradate, si depositano tra o all'interno delle cellule nervose e ne compromettono la struttura, la trasmissione dei segnali e la capacità di sopravvivenza. Questi cambiamenti non sono solo associati al normale invecchiamento cognitivo, ma costituiscono anche la base molecolare di malattie neurodegenerative come il morbo di Alzheimer o la demenza frontotemporale.

Un elemento sempre più studiato dell'invecchiamento neuronale è il ruolo **delle cellule senescenti nel sistema nervoso centrale**. Contrariamente a quanto si è ipotizzato a lungo, la senescenza cellulare non riguarda solo i tipi di cellule proliferative, ma anche le **cellule post-mitotiche** possono sviluppare fenotipi simili alla senescenza. In particolare, si tratta di **astrociti, cellule microgliali** e, occasionalmente, **cellule precursori degli oligodendrociti**. Questi tipi di cellule gliali svolgono compiti essenziali per l'omeostasi neuronale: regolano l'ambiente ionico, eliminano i frammenti cellulari danneggiati, controllano le reazioni infiammatorie e modificano le reti sinaptiche.

Con l'avanzare dell'età, le **microglia** in particolare mostrano un orientamento proinfiammatorio cronicamente attivato, in cui rilasciano sempre più spesso citochine come IL-1β, TNF-α o IL-6. Questa attivazione permanente, unita alla perdita della capacità fagocitaria, porta a un **microambiente infiammatorio** che non solo compromette la funzione dei neuroni circostanti, ma inibisce anche la neurogenesi e la plasticità sinaptica. Un modello simile si osserva negli **astrociti senescenti**, che perdono le loro funzioni trofiche e producono sempre più i cosiddetti **componenti SASP** (senescence-associated secretory phenotype). Questi possono aumentare lo stress ossidativo, destabilizzare i mitocondri e interrompere la comunicazione neuronale.

La somma di questi processi porta a uno stato di **disfunzione neuronale**, che può manifestarsi clinicamente sotto forma di dimenticanza, deficit di attenzione, rallentamento dell'elaborazione delle informazioni e maggiore instabilità emotiva. Allo stesso tempo, l'infiammazione cronica aumenta la suscettibilità alle **malattie neurodegenerative** come il morbo di Alzheimer, il morbo di Parkinson o la sclerosi laterale amiotrofica (SLA). Si presume che la progressione neurodegenerativa sia intensificata dall'interazione di predisposizioni genetiche con fattori ambientali legati all'età e alla senescenza.

Gli attuali modelli sperimentali suggeriscono che la **rimozione mirata delle cellule senescenti nel SNC** - utilizzando ad esempio senolitici selettivi - potrebbe potenzialmente avere effetti neuroprotettivi. Nei modelli animali, tali interventi hanno migliorato le funzioni cognitive, ridotto i marcatori infiammatori e ripristinato almeno in parte la plasticità neuronale. Tuttavia, la sfida dell'applicazione clinica risiede nella complessità del sistema nervoso centrale: gli interventi sulle reti gliali possono avere effetti collaterali indesiderati, soprattutto se le cellule senescenti svolgono contemporaneamente funzioni protettive. Le strategie terapeutiche corrispondenti sono quindi ancora in fase di sperimentazione preclinica o clinica precoce, accompagnate da un'intensificazione della ricerca sulla sicurezza, l'accuratezza del bersaglio e gli effetti a lungo termine.

Nel complesso, è chiaro che l'invecchiamento del sistema nervoso centrale non è un fenomeno lineare di degradazione, ma piuttosto un'interazione molto complessa tra rimodellamento strutturale, riorganizzazione funzionale, stress proteotossico e disregolazione immunologica. In questo contesto, la modulazione mirata delle popolazioni di cellule senescenti nel cervello rappresenta un approccio promettente, anche se impegnativo, per mantenere o ripristinare la salute cognitiva in età avanzata.

3.3 Processi di invecchiamento della pelle, del sistema cardiovascolare e dei muscoli

L'invecchiamento del corpo umano non è solo un processo biologico interno, ma è anche chiaramente visibile in vari tessuti e organi. È particolarmente evidente nella pelle, ma anche i profondi cambiamenti nel sistema cardiovascolare e nei muscoli scheletrici caratterizzano il quadro clinico dell'invecchiamento. Tutti hanno in comune la crescente presenza di cellule senescenti, che contribuiscono all'invecchiamento sistemico non solo attraverso la perdita di funzione, ma anche influenzando attivamente il loro microambiente.

La pelle è considerata uno dei modelli meglio studiati per osservare l'invecchiamento cellulare nei tessuti, in quanto è direttamente accessibile come rivestimento esterno del corpo e i segni dell'invecchiamento sono visibili. Nel derma e nell'epidermide, con l'aumentare dell'età si verificano limitazioni funzionali di vari tipi di cellule, in particolare **fibroblasti, cheratinociti e melanociti**. I fibroblasti senescenti mostrano una ridotta capacità di proliferare e una minore produzione di matrice extracellulare, in particolare collagene, elastina e acido ialuronico. Ciò comporta una degradazione strutturale, un rilassamento cutaneo, la formazione di rughe e una ridotta resistenza alle influenze meccaniche.

Con l'età i cheratinociti perdono la capacità di differenziarsi e rigenerarsi rapidamente, il che ritarda notevolmente la guarigione delle ferite e compromette la funzione di barriera della pelle. I melanociti, responsabili della formazione del pigmento, mostrano una distribuzione e una funzione disomogenea, che porta alle tipiche alterazioni del pigmento. A ciò si aggiunge l'aumento del rilascio di mediatori pro-infiammatori da parte delle cellule cutanee senescenti, in particolare da parte del SASP (senescence-associated secretory phenotype), che crea un microambiente infiammatorio. Questo non solo contribuisce all'invecchiamento dei tessuti, ma aumenta anche la suscettibilità ai tumori cutanei, poiché l'attivazione permanente di vie di segnalazione come NF-$\varkappa$B e p38-MAPK è associata a una maggiore tolleranza alle mutazioni e a una stimolazione della crescita.

Anche **il sistema cardiovascolare** mostra pronunciati cambiamenti legati all'età, sia di natura strutturale che funzionale. Le **cellule endoteliali**, che rivestono la parete interna dei vasi sanguigni, così come le **cellule muscolari lisce** e i **fibroblasti avventizi** delle pareti vasali, sono particolarmente colpite. Con l'età, le cellule endoteliali perdono la loro capacità di vasodilatare, in particolare a causa della ridotta produzione di ossido nitrico (NO), che è un mediatore chiave della vasodilatazione. Allo stesso tempo, diminuisce la capacità di rispondere ai segnali che regolano la pressione sanguigna, con conseguente disregolazione del tono endotelio-dipendente.

Le cellule endoteliali senescenti rilasciano maggiori quantità di fattori pro-infiammatori e profibrotici, favorendo il reclutamento di cellule immunitarie e la deposizione di componenti della matrice extracellulare nella parete vasale. Ne conseguono **rigidità vascolare**, **ispessimento intimale** e arteriosclerosi, che aumentano significativamente il rischio di **ipertensione, infarto miocardico, ictus** e **malattia occlusiva delle arterie periferiche**. Anche il miocardio è soggetto a cambiamenti legati all'età: La capacità rigenerativa del cuore dopo eventi ischemici è limitata a causa della ridotta attività delle cellule progenitrici dei cardiomiociti e dell'aumento della fibrosi. Inoltre, i fibroblasti cardiaci in età avanzata mostrano un cambiamento nel loro profilo di secrezione verso un'espressione ricca di matrice e promotrice dell'infiammazione.

I muscoli scheletrici non solo diventano più deboli con l'età, ma anche strutturalmente più instabili: un processo che viene riassunto con il termine **sarcopenia**. Questo termine descrive la perdita di massa, forza e funzione muscolare legata all'età. Oltre al declino quantitativo, il cambiamento qualitativo delle fibre muscolari gioca un ruolo decisivo. Sono particolarmente colpite le fibre di tipo II (fibre muscolari a contrazione rapida), che si degradano selettivamente con l'età, mentre le fibre di tipo I (fibre a contrazione lenta) sono relativamente meglio conservate. La causa è una combinazione di **disfunzione mitocondriale, infiammazione cronica di basso grado (inflammaging)** e **cambiamenti ormonali**, ad esempio nell'asse degli androgeni, dell'ormone della crescita e dell'IGF-1.

Un ruolo centrale è svolto dalle **cellule satelliti senescenti**, ossia le cellule staminali della muscolatura, che sono responsabili della crescita e della rigenerazione muscolare dopo sforzi o lesioni negli organismi giovani. Con l'avanzare dell'età, queste cellule perdono la capacità di dividersi e il potenziale di differenziazione, il che limita fortemente la rigenerazione dopo un trauma muscolare. La diminuzione della massa muscolare funzionale porta a una **riduzione della mobilità**, all'**instabilità posturale** e a un aumento significativo del rischio di **cadute, fratture** e **necessità di assistenza**, soprattutto nel contesto della multimorbilità e della fragilità.

L'insieme di questi tre sistemi tissutali - pelle, sistema cardiovascolare e muscolatura - dimostra in modo impressionante l'impatto di vasta portata che l'invecchiamento cellulare può avere sulla funzionalità biologica. La modulazione mirata delle cellule senescenti in questi tessuti è quindi considerata un approccio terapeutico promettente. In modelli preclinici, l'uso di senolitici ha portato a un miglioramento della struttura dei tessuti, della capacità rigenerativa e della funzione degli organi. Tuttavia, sono necessarie ulteriori ricerche per trasferire questi approcci in modo sicuro ed efficace nell'applicazione clinica.

3.4 Panoramica tabellare delle caratteristiche di invecchiamento specifiche dei tessuti, basata sul contenuto dettagliato del testo

Caratteristiche di invecchiamento specifiche del tessuto

Tessuto/organo	Tipi di cellule	Cambiamenti cellulari	Conseguenze funzionali
La pelle	Fibroblasti, cheratinociti, melanociti	Riduzione della proliferazione, riduzione della produzione di matrice extracellulare, aumento dell'attività di SASP	Rughe, perdita di elasticità, ritardata guarigione delle ferite, maggiore predisposizione ai tumori
Sistema cardiovascolare	Cellule endoteliali, cellule muscolari lisce, fibroblasti vascolari	Disfunzione endoteliale, ridotta produzione di NO, irrigidimento vascolare, secrezione proinfiammatoria	Arteriosclerosi, ipertensione, aumento del rischio di infarto del miocardio e ictus, ridotta capacità rigenerativa
Muscoli scheletrici	Fibre muscolari (tipo I e II), cellule satelliti	Disfunzione mitocondriale, infiammazione cronica, perdita di capacità rigenerativa	Sarcopenia, mobilità ridotta, aumento del rischio di cadute e fratture, necessità di assistenza.

3. Invecchiamento cellulare e cancro

La relazione tra invecchiamento cellulare e cancro è complessa e stratificata, e può essere meglio descritta come ambivalente. Mentre la senescenza cellulare nella sua funzione originaria può essere considerata un **meccanismo di protezione dai tumori**, in determinate condizioni ha anche **effetti pro-tumorali** che aumentano il rischio di sviluppo e progressione di malattie maligne. Questa duplice funzione contraddittoria rende la senescenza un elemento particolarmente critico nella comprensione della biologia tumorale degli organismi anziani.

La capacità delle cellule senescenti di **interrompere definitivamente la divisione** non appena vengono riconosciute come potenzialmente pericolose a causa di danni al DNA, segnali oncogeni o accorciamento dei telomeri è alla base dell'effetto di prevenzione del cancro. Questo arresto irreversibile del ciclo cellulare impedisce la proliferazione incontrollata di cellule geneticamente instabili e rappresenta quindi un'importante barriera contro la trasformazione maligna. Meccanicamente, questo processo è mediato da soppressori tumorali centrali come **p53, p21** e **p16INK4a**, che agiscono come "sentinelle" molecolari e controllano attivamente l'inizio della senescenza. Negli organismi giovani, questo meccanismo è molto efficace e contribuisce in modo decisivo alla **prevenzione dei tumori**.

Con l'aumentare dell'età, tuttavia, il ruolo delle cellule senescenti nell'ambiente tissutale cambia. A differenza delle cellule apoptotiche, che vengono rapidamente eliminate, le cellule senescenti spesso rimangono nel tessuto per periodi di tempo più lunghi, poiché la loro eliminazione immunitaria - in particolare da parte delle cellule natural killer e dei macrofagi - diventa meno efficiente con l'età. Gli accumuli di cellule che ne derivano sviluppano un caratteristico **fenotipo secretorio associato alla senescenza (SASP)**, caratterizzato dal rilascio di numerose molecole bioattive come **citochine pro-infiammatorie** (esempio **IL-6, IL-8, TNF-α), fattori di crescita** (esempio **VEGF)** ed **enzimi modificatori della matrice (ad esempio MMPs).**

Questo **microambiente infiammatorio, immunologicamente attivo e in grado di alterare i tessuti**, caratterizzato dalla SASP, può avere un effetto **di promozione del tumore** in determinate circostanze. Stimola **l'angiogenesi**, cioè la formazione di nuovi vasi sanguigni che alimentano la crescita del tumore; promuove la **transizione epitelio-mesenchimale**, una fase critica delle metastasi; favorisce **i processi di rimodellamento dei tessuti** che destabilizzano la matrice extracellulare; e può persino indurre la **proliferazione di cellule premaligne vicine** fornendo loro segnali pro-mitogeni. Ciò diventa particolarmente problematico nei tessuti degli anziani, dove le cellule senescenti possono accumularsi per decenni senza essere efficacemente eliminate. La **presenza cronica di cellule senescenti** è sempre più discussa come fattore di rischio centrale per lo **sviluppo tardivo di tumori in età avanzata.**

Inoltre, molte terapie oncologiche, come la **radioterapia o alcuni agenti chemioterapici, inducono** esse stesse **la senescenza** - un fenomeno noto come **senescenza indotta dalla terapia (TIS)**. Sebbene la TIS possa essere utile nella lotta acuta contro i tumori, perché impedisce alle cellule maligne di dividersi, a lungo termine ha effetti potenzialmente dannosi: Le cellule tumorali senescenti possono, in rari casi, riprendere la divisione, il che può portare a una **recidiva del tumore (recidiva)**. Inoltre, la TIS altera il **microambiente tumorale**, il che può contribuire alla **resistenza alla terapia**, all'**attivazione dell'infiammazione** e persino alla riprogrammazione delle cellule vicine.

In questo campo di tensione tra effetti protettivi e promotori del tumore, l'**eliminazione** mirata **delle cellule senescenti** - in particolare attraverso i cosiddetti **senolitici** - è sempre più al centro della ricerca oncologica. I primi modelli sperimentali dimostrano che la rimozione delle cellule senescenti dopo la chemioterapia può ridurre lo sviluppo di tumori secondari e migliorare la rigenerazione dei tessuti. L'uso dei senolitici viene sperimentato anche in combinazione con inibitori del checkpoint immunitario o terapie anti-angiogeniche. Tuttavia, questo approccio non è affatto privo di rischi: l'eliminazione indifferenziata delle cellule senescenti potrebbe anche neutralizzare gli **effetti protettivi** o scatenare **reazioni immunitarie indesiderate**.

Il futuro del trattamento dei tumori potrebbe quindi risiedere nel **controllo individualizzato e dinamico dei processi di senescenza**, con una precisa considerazione di quando e dove la senescenza debba essere indotta, stabilizzata o eliminata terapeuticamente. Questo concetto richiede una diagnostica differenziata, marcatori di senescenza affidabili, una migliore caratterizzazione dello spettro SASP e una conoscenza più approfondita delle interazioni cellulari nel microambiente tumorale.

3.6 Studi attuali

La senescenza cellulare e il cancro sono oggetto di un esame scientifico sempre più intenso, non solo per la loro connessione teorica, ma soprattutto per le crescenti evidenze sperimentali degli studi attuali. Numerosi progetti di ricerca internazionali stanno facendo luce sul complesso ruolo delle cellule senescenti nella biologia del cancro e sulla loro potenziale rilevanza terapeutica.

Un esempio particolarmente rivelatore è fornito da un gruppo di ricerca della **Charité di Berlino**, che ha scoperto che le cellule tumorali possono entrare in uno stato di senescenza dopo la chemioterapia. Questo stato, originariamente considerato terapeuticamente auspicabile perché inibisce la crescita delle cellule tumorali, si è poi rivelato potenzialmente pericoloso. Alcune di queste cellule hanno mostrato la capacità di riattivarsi e hanno persino sviluppato caratteristiche più aggressive, che possono portare alla resistenza alla terapia e alle ricadute a lungo termine. Il cambiamento associato nel microambiente tumorale viene discusso come un fattore critico per la recidiva dei tumori.

Nell'ambito **del progetto SASKit**, finanziato dal Ministero federale tedesco dell'Istruzione e della Ricerca, gli scienziati tedeschi stanno studiando il ruolo delle cellule senescenti in relazione al cancro al pancreas e all'ictus ischemico. L'obiettivo di questo progetto è sviluppare un sistema diagnostico molecolare che identifichi le cellule senescenti in una fase precoce per consentire una terapia personalizzata. L'attenzione è rivolta allo sviluppo dei cosiddetti biomarcatori di senescenza, che potrebbero essere rilevanti per la diagnostica del cancro e per la valutazione dell'età biologica e della progressione della malattia.

Altri studi si sono concentrati sull'**uso dei senolitici in modelli animali**. Ad esempio, l'applicazione topica del senolitico ABT-263 sulla pelle di topi anziani ha mostrato un significativo miglioramento della guarigione delle ferite. Allo stesso tempo, i segni di senescenza cellulare nella pelle sono stati ridotti, indicando un effetto diretto della sostanza sulle popolazioni di cellule senescenti. Questi risultati indicano che la rimozione mirata delle cellule senescenti può avere effetti rigenerativi non solo cosmetici ma anche funzionali, un concetto che può essere trasferito ai tessuti oncologici.

Un'altra linea di ricerca è dedicata ai potenziali **effetti neuroprotettivi dei senolitici**. Ad esempio, dasatinib e quercetina sono oggetto di studi clinici in relazione alle malattie neurodegenerative, per le quali le cellule senescenti sono state identificate come strutture bersaglio fisiopatologicamente rilevanti. Poiché le cellule senescenti sono presenti sia nelle malattie degenerative del cervello sia nei tumori, dove hanno effetti pro-infiammatori simili, da questi studi si possono trarre conclusioni anche per l'oncologia.

Per la standardizzazione metodologica è stato sviluppato anche un insieme di regole internazionali, le cosiddette **linee guida MICSE**. Queste servono a standardizzare l'identificazione, la quantificazione e l'analisi funzionale delle cellule senescenti in vivo. L'applicazione di queste linee guida nella ricerca oncologica consente di registrare i processi di senescenza in modo più differenziato, di studiare sistematicamente le loro interazioni con le cellule tumorali e di controllare le terapie in modo più mirato.

Nel complesso, questa ricerca dimostra che la manipolazione mirata delle cellule senescenti - attraverso la loro eliminazione, la riprogrammazione o il controllo immunologico - può essere un approccio terapeutico promettente, ma anche complesso e rischioso, in oncologia. Il fattore decisivo non sarà solo il "se", ma soprattutto il "quando", il "dove" e il "come" di tali interventi. Solo attraverso una profonda comprensione del microambiente associato alla senescenza, della reversibilità delle singole forme di senescenza e dell'interazione con il sistema immunitario sarà possibile utilizzare con successo e sicurezza questa strategia in oncologia clinica.

3.7 Confronto tra gli effetti di inibizione e promozione dei tumori delle cellule senescenti

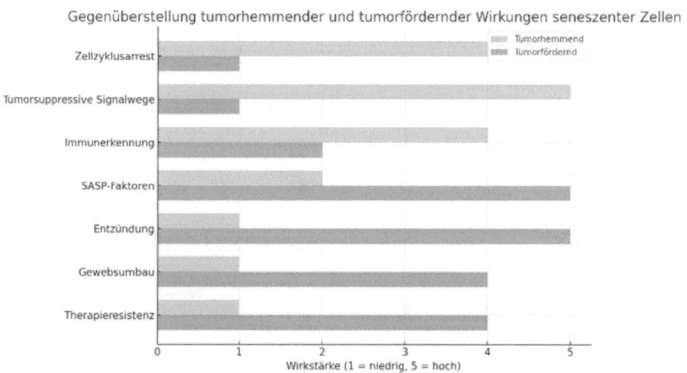

3. L'invecchiamento come fattore di rischio per le malattie croniche

La perdita di funzionalità di cellule, tessuti e sistemi di organi legata all'età è uno dei meccanismi fisiopatologici chiave nello sviluppo e nella progressione delle malattie croniche. Questo processo non è il risultato casuale di un esaurimento biologico, ma il risultato di complessi cambiamenti molecolari che portano alla destabilizzazione sistematica delle funzioni fisiologiche nel corso dell'invecchiamento. Al centro di questi cambiamenti c'è la senescenza cellulare, uno stato in cui le cellule perdono la capacità di dividersi, ma rimangono metabolicamente attive e sviluppano un secretoma pro-infiammatorio e reattivo ai tessuti. L'accumulo di queste cellule in vari tessuti rappresenta un fattore di rischio chiave per numerose malattie croniche, che si manifestano con maggiore frequenza soprattutto in età avanzata.

Le **sindromi metaboliche**, in particolare il **diabete mellito di tipo 2**, sono tra le malattie più comuni strettamente associate alle cellule senescenti. In questo contesto, è stato dimostrato che gli adipociti senescenti e le cellule immunologicamente attive nel tessuto adiposo viscerale promuovono l'infiammazione cronica e riducono la sensibilità insulinica del tessuto. Allo stesso tempo, compromettono la funzione delle cellule β pancreatiche e favoriscono un'omeostasi del glucosio disfunzionale. Inoltre, è stato dimostrato che le cellule senescenti nell'endotelio vascolare e nel fegato possono contribuire allo sviluppo di uno stato metabolico insulino-resistente.

Anche **le malattie degenerative dell'apparato muscolo-scheletrico** sono strettamente legate all'invecchiamento cellulare. Nell'**osteoartrite**, ad esempio, è stato dimostrato un accumulo di condrociti senescenti nella matrice della cartilagine articolare. Queste cellule non solo perdono la capacità di sintetizzare proteoglicani e collagene, ma secernono anche enzimi metallizzanti della matrice, citochine e fattori pro-infiammatori che accelerano la degradazione della cartilagine . Nell'**osteoporosi**, a sua volta, gli osteoblasti e gli osteociti senescenti compromettono l'equilibrio tra formazione e riassorbimento osseo, con conseguente riduzione della resistenza ossea e aumento del rischio di fratture.

Nell'ambito della **funzione polmonare**, il ruolo dell'invecchiamento cellulare nella patogenesi della **broncopneumopatia cronica ostruttiva (BPCO)** è stato particolarmente studiato. Il tessuto polmonare dei pazienti con BPCO contiene un numero maggiore di cellule epiteliali, fibroblasti e cellule immunitarie senescenti, che mantengono una reazione infiammatoria cronica e allo stesso tempo impediscono la riparazione delle strutture alveolari. Inoltre, la fibrosi indotta dalla SASP compromette l'elasticità del tessuto polmonare, limitando fortemente lo scambio di gas.

Un altro esempio è la **degenerazione maculare legata all'età**, in cui le cellule senescenti si accumulano nell'epitelio retinico e nella struttura vascolare della retina. Queste cellule promuovono la formazione di mediatori infiammatori e disfunzioni vascolari, che portano alla degenerazione degli strati fotorecettivi e, in ultima analisi, alla perdita irreversibile della vista. Anche in questo caso, la senescenza non è solo un correlato passivo, ma un fattore patogeno attivo.

Nel campo delle **malattie renali croniche**, è stato dimostrato che le cellule senescenti negli epiteli tubulari e nei capillari peritubulari causano uno stato infiammatorio persistente che compromette la capacità di filtrazione del rene a lungo termine. La ridotta capacità rigenerativa delle cellule staminali e progenitrici renali viene ulteriormente soppressa dall'ambiente infiammatorio, portando a un circolo vizioso di perdita funzionale e danno strutturale.

Inoltre, una percentuale significativa di queste malattie **non si manifesta in modo isolato**, ma come parte di una **sindrome multimorbida legata all'età**. Questa sindrome è caratterizzata dall'esistenza simultanea di diverse condizioni croniche, il cui rafforzamento reciproco causa una crescente instabilità funzionale dell'organismo. La senescenza cellulare funge da denominatore comune: combina alterazioni strutturali dei tessuti, disregolazione immunologica, disturbi metabolici e disregolazione epigenetica per formare un quadro clinico complessivo che va ben oltre la somma delle sue parti.

Alla luce di questi risultati, sembra scientificamente giustificato e clinicamente significativo comprendere l'invecchiamento cellulare non solo come fenomeno concomitante dell'invecchiamento, ma anche come **meccanismo fisiopatologico centrale** delle malattie croniche. Questa prospettiva apre nuovi approcci diagnostici e terapeutici: la **modulazione** mirata **delle popolazioni di cellule senescenti**, sia eliminandole con i senolitici, sia inibendo i componenti proinfiammatori della SASP o riprogrammando la loro identità epigenetica, offre una promettente opportunità per rallentare la progressione delle malattie, preservare le capacità funzionali e sviluppare misure preventive. In una società che invecchia, in cui le malattie croniche stanno diventando sempre più un peso importante per gli individui e i sistemi sanitari, questa strategia rappresenta un'opzione lungimirante.

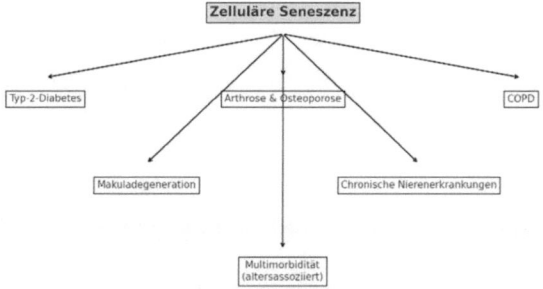

3.9 Bibliografia (Capitolo 3)

Akbar, A. N. e Henson, S. M. (2011). Senescenza ed esaurimento sono processi intrecciati o non correlati che compromettono l'immunità? *Nature Reviews Immunology*, 11(4), 289-295. https://doi.org/10.1038/nri2959

Baker, D. J., Wijshake, T., Tchkonia, T., Lebrasseur, N. K., Childs, B. G., van de Sluis, B., ... & van Deursen, J. M. (2011). L'eliminazione delle cellule senescenti positive alla p16Ink4a ritarda i disturbi associati all'invecchiamento. *Nature*, 479(7372), 232-236. https://doi.org/10.1038/nature10600

Campisi, J. (2014). Invecchiamento, senescenza cellulare e cancro. *Annual Review of Physiology*, 75, 685-705. https://doi.org/10.1146/annurev-physiol-030212-183653

Childs, B. G., Gluscevic, M., Baker, D. J., Laberge, R. M., Marquess, D., Dananberg, J., & van Deursen, J. M. (2017). Cellule senescenti: un bersaglio emergente per le malattie dell'invecchiamento. *Nature Reviews Drug Discovery*, 16(10), 718-735. https://doi.org/10.1038/nrd.2017.116

Furman, D., Campisi, J., Verdin, E., Carrera-Bastos, P., Targ, S., Franceschi, C., ... & Slavich, G. M. (2019). L'infiammazione cronica nell'eziologia delle malattie nell'arco della vita. *Nature Medicine*, 25(12), 1822-1832. https://doi.org/10.1038/s41591-019-0675-0

Kirkland, J. L., Tchkonia, T., Zhu, Y., Niedernhofer, L. J., & Robbins, P. D. (2017). Il potenziale clinico dei farmaci senolitici . *Journal of the American Geriatrics Society*, 65(10), 2297-2301. https://doi.org/10.1111/jgs.14969

Lopez-Otin, C., Blasco, M. A., Partridge, L., Serrano, M. e Kroemer, G. (2013). I segni distintivi dell'invecchiamento.

Cell, 153(6), 1194-1217. https://doi.org/10.1016/j.cell.2013.05.039

McHugh, D., & Gil, J. (2018). Senescenza e invecchiamento: cause, conseguenze e vie terapeutiche. *The Journal of Cell Biology*, 217(1), 65-77. https://doi.org/10.1083/jcb.201708092

Xu, M., Palmer, A. K., Ding, H., Weivoda, M. M., Pirtskhalava, T., White, T. A., ... & Kirkland, J. L. (2015). Prendere di mira le cellule senescenti migliora l'adipogenesi e la funzione metabolica in età avanzata. *eLife*, 4, e12997. https://doi.org/10.7554/eLife.12997

Zhu, Y., Tchkonia, T., Pirtskhalava, T., Gower, A. C., Ding, H., Giorgadze, N., ... & Kirkland, J. L. (2015). Il tallone d'Achille delle cellule senescenti: dal trascrittoma ai farmaci senolitici. *Aging Cell*, 14(4), 644-658. https://doi.org/10.1111/acel.12344

4. Diagnostica e misurazione dell'invecchiamento cellulare

La diagnosi precisa dell'invecchiamento cellulare è un prerequisito fondamentale per lo sviluppo e l'applicazione di interventi terapeutici mirati. Mentre in passato l'età veniva definita principalmente in termini di tempo cronologico, cioè di età del calendario, oggi è possibile differenziare l'età biologica utilizzando indicatori molecolari e funzionali. Questo progresso è particolarmente rilevante nel contesto della medicina individualizzata, poiché in molti casi l'età biologica si correla meglio con l'effettiva funzione degli organi, la morbilità e l'aspettativa di vita rispetto all'età cronologica. La valutazione diagnostica dei processi di invecchiamento cellulare si basa su un approccio multidimensionale che integra parametri molecolari, epigenetici, cellulari e sistemici.

4.1 Biomarcatori dell'invecchiamento cellulare

L'identificazione, la convalida e l'applicazione di biomarcatori adatti a registrare i processi di invecchiamento cellulare è uno degli obiettivi strategicamente più importanti della moderna ricerca sull'invecchiamento. I biomarcatori sono parametri biologici misurabili che consentono di registrare in modo quantitativo e riproducibile determinati stati fisiologici o cambiamenti patologici. Nel contesto dell'invecchiamento cellulare, stanno diventando sempre più importanti, non solo per la pura descrizione dei processi biologici, ma anche come base per la diagnostica preventiva, la pianificazione di terapie personalizzate e la valutazione di interventi specifici contro l'invecchiamento.

La senescenza cellulare è un fenotipo complesso che non può essere chiaramente identificato da una singola molecola, ma è caratterizzato dall'interazione di diversi cambiamenti biologici. Le caratteristiche più importanti includono l'arresto irreversibile del ciclo cellulare, il rimodellamento della cromatina, i cambiamenti nel profilo secretorio e l'accumulo di danni al DNA. Di conseguenza, i biomarcatori disponibili sono diversi e riflettono diverse dimensioni dell'invecchiamento cellulare.

Un marcatore classico e frequentemente utilizzato è la **β-galattosidasi associata alla senescenza** (SA-β-Gal), un enzima lisosomiale la cui attività è significativamente aumentata nelle cellule senescenti. La determinazione è tipicamente effettuata mediante colorazione istochimica a pH 6,0 e consente di identificare le cellule senescenti in sezioni di tessuto o colture cellulari. Tuttavia, nonostante la sua diffusione, questo metodo è considerato piuttosto qualitativo e suscettibile di risultati falsi positivi in determinate condizioni di stress.

Inoltre, vengono utilizzati sempre più **marcatori molecolari** dell'arresto del ciclo cellulare, in particolare gli **inibitori del ciclo cellulare** $p16^{INK4a}$ e $p21^{CIP1/WAF1}$.

Queste proteine agiscono come regolatori negativi delle chinasi ciclina-dipendenti e sono mediatori essenziali del fenotipo senescente. La loro espressione è fortemente aumentata nelle cellule senescenti, il che le rende marcatori robusti per l'analisi trascrizionale e l'immunoistochimica. Tuttavia, anche questi marcatori non sono completamente specifici, poiché possono essere espressi anche in altre condizioni di stress cellulare.

Un'altra indicazione affidabile dell'invecchiamento cellulare è la presenza di **danni** persistenti **al DNA**, in particolare sotto forma dei cosiddetti **foci di danno al DNA**, che possono essere visualizzati da varianti fosforilate degli istoni come **γ-H2AX**. Questi marcatori riflettono in particolare le rotture del doppio filamento che si verificano in seguito a stress ossidativo, accorciamento dei telomeri o esaurimento replicativo. In combinazione con il rilevamento di 53BP1 o ATR, questi segnali sono spesso utilizzati per valutare l'instabilità genomica delle cellule senescenti.

Oltre a questi marcatori strutturali e normativi, esistono diversi **indicatori sistemici** che sono considerati **marcatori indiretti dell'invecchiamento cellulare**. Questi includono principalmente **citochine infiammatorie** come l'**interleuchina-6 (IL-6)**, il **fattore di necrosi tumorale-α (TNF-α)** e la **proteina C-reattiva (CRP)**. Queste proteine sono componenti del cosiddetto **SASP (senescence-associated secretory phenotype) di** e riflettono il carico infiammatorio sistemico associato all'accumulo di cellule senescenti nel tessuto. La loro misurazione nel sangue offre un modo pratico di valutare l'attività infiammatoria, sebbene con una specificità tissutale limitata.

Più recentemente, sono stati utilizzati come parametri supplementari anche **marcatori funzionali mitocondriali**, come la dinamica del potenziale di membrana, la produzione di ATP o i livelli di stress ossidativo (esempio, le concentrazioni di ROS), poiché la disfunzione mitocondriale è considerata un segno chiave dell'invecchiamento cellulare. Inoltre, i **marcatori epigenetici**, in particolare i modelli di metilazione del DNA, sono riassunti nei cosiddetti **orologi epigenetici**, che possono determinare l'età biologica di un organismo con un elevato grado di precisione.

L'importanza centrale non è il rilevamento isolato di singoli marcatori, ma la **combinazione di diversi parametri diagnostici**, che insieme consentono una valutazione differenziata dello stato di invecchiamento. **I pannelli di biomarcatori multidimensionali** che combinano informazioni strutturate sull'arresto del ciclo cellulare, l'infiammazione, la funzione mitocondriale, il danno al DNA e la firma epigenetica sono quindi utilizzati negli studi scientifici e sempre più spesso anche nelle applicazioni cliniche. Questi approcci multimodali aprono la possibilità non solo di descrivere retrospettivamente i processi di invecchiamento ma anche di valutarli prospetticamente, ad esempio nel contesto di studi su terapie senolitiche o rigenerative.

In futuro, tali biomarcatori potrebbero essere utilizzati non solo come strumenti di ricerca, ma anche come parte integrante della medicina geriatrica personalizzata. La loro applicazione standardizzata nella diagnostica, nel monitoraggio della progressione e nella stratificazione del rischio consentirebbe di ampliare in modo sostanziale il campo d'azione della medicina, abbandonando gli approcci puramente sintomatici per passare a una prevenzione e a un intervento proattivi e basati sulla biologia.

Schematische Übersicht: Biomarker der Zellalterung nach funktionellen Kategorien

Zellzyklusarrest
- p16^INK4a^
- p21^CIP1/WAF1^

Enzymatische Aktivität
- SA-β-Galactosidase

DNA-Schäden
- γ-H2AX
- 53BP1

Entzündungsmediatoren
- IL-6
- TNF-α
- CRP

Mitochondriale Dysfunktion
- ATP-Level
- ROS
- Membranpotenzial

Epigenetische Marker
- DNA-Methylierungsmuster
- Epigenetische Uhr

Schematische Übersicht: Biomarker der Zellalterung nach funktionellen Kategorien

Zellzyklusarrest
- p16^INK4a^
- p21^CIP1/WAF1^

Enzymatische Aktivität
- SA-β-Galactosidase

DNA-Schäden
- γ-H2AX
- 53BP1

Entzündungsmediatoren
- IL-6
- TNF-α
- CRP

Mitochondriale Dysfunktion
- ATP-Level
- ROS
- Membranpotenzial

Epigenetische Marker
- DNA-Methylierungsmuster
- Epigenetische Uhr

4.2 Orologi epigenetici e stima dell'età biologica

Un'area particolarmente innovativa e in crescita dinamica della diagnostica biomedica dell'invecchiamento è l'uso di **orologi epigenetici** per la stima quantitativa dell'età biologica. Questo concetto si basa sulla consapevolezza che alcuni **schemi di metilazione del DNA**, cioè le modifiche chimiche di singole basi citosiniche in specifici siti CpG del genoma, vengono modificati sistematicamente e in modo altamente riproducibile nel corso della vita. Questi cambiamenti epigenetici avvengono secondo schemi ordinati, in parte lineari e in parte curvilinei, e riflettono non solo l'invecchiamento cronologico, ma anche una serie di influenze ambientali e legate allo stile di vita che possono accelerare o rallentare l'invecchiamento biologico di un individuo.

Il cuore di questo metodo è l'analisi di un gran numero di siti CpG nel genoma - in genere da diverse centinaia a migliaia di posizioni - il cui stato di metilazione viene determinato con metodi di sequenziamento o ibridazione ad alta risoluzione. Sulla base di questi dati, vengono utilizzati **modelli bioinformatici** e di **apprendimento automatico** per calcolare la cosiddetta **età epigenetica** dai singoli modelli di metilazione. Questa viene interpretata come una stima dell'età biologica effettiva dell'organismo, indipendente dall'età cronologica in anni.

Il primo orologio epigenetico di questo tipo è stato sviluppato da **Steve Horvath** nel 2013 e da allora è noto come **Horvath Clock**. Si basa su 353 siti CpG che mostrano una correlazione coerente con l'età in diversi tipi di tessuto. A questo è seguito, poco dopo, l'**orologio di Hannum**, calibrato principalmente su campioni di sangue e quindi con una maggiore specificità tissutale. Negli anni successivi, questi modelli sono stati integrati da varianti più complesse, come l'**orologio PhenoAge**, che integra parametri clinici di laboratorio oltre al modello epigenetico, e l'**orologio GrimAge**, che tiene conto anche dei marcatori di metilazione per fattori di rischio come il fumo, le tendenze infiammatorie o i livelli ormonali . Questi nuovi orologi consentono non solo di stimare l'età biologica, ma anche di fare **previsioni su morbilità, funzioni cognitive, stato funzionale e rischi di mortalità.**

Particolarmente degna di nota è l'osservazione che la discrepanza tra l'età epigenetica calcolata e l'età cronologica effettiva - nota anche come **accelerazione dell'età**

epigenetica - è clinicamente molto rilevante. Gli studi dimostrano che gli individui con un'età epigenetica superiore a quella cronologica hanno un rischio significativamente maggiore di malattie croniche come le malattie cardiovascolari, il diabete mellito, le malattie neurodegenerative e alcuni tipi di cancro. Inoltre, l'invecchiamento epigenetico accelerato è correlato a limitazioni funzionali come la riduzione della velocità di deambulazione, i deficit cognitivi, la riduzione della funzione polmonare e l'aumento della fragilità.

Un esempio importante di orologio epigenetico è l'**orologio di Hannum**, che - anch'esso pubblicato nel 2013 - è stato calibrato specificamente per il **sangue periferico**, a differenza dell'orologio di Horvath. Si basa sull'analisi di **71 siti CpG** i cui modelli di metilazione sono strettamente correlati all'età cronologica. L'obiettivo di questo modello è la **stima dell'età specifica per il sangue**, il che lo rende particolarmente adatto a studi incentrati su biomarcatori ematologici o parametri infiammatori sistemici. Grazie alla sua sensibilità ai parametri ematici, l'orologio di Hannum consente una valutazione relativamente precisa dell'età biologica nel sistema ematologico, sebbene sia meno trasferibile ad altri tessuti.

Sono state individuate correlazioni anche nell'ambito della salute mentale: Le persone affette da depressione, stress cronico o disturbo da stress post-traumatico mostrano spesso modelli di invecchiamento epigenetico accelerati. Al contrario, è stato osservato che fattori positivi come l'attività fisica regolare, una dieta sana, relazioni sociali stabili e l'astensione dal consumo di tabacco sono associati a un invecchiamento epigenetico più lento.

Oggi le **applicazioni degli orologi epigenetici** vanno ben oltre la ricerca di base. Nella ricerca preclinica, servono come **parametri surrogati per l'efficacia degli interventi anti-invecchiamento**, ad esempio nella sperimentazione di senolitici, metformina, rapamicina o restrizione calorica. In futuro, potrebbero essere utilizzati negli studi clinici per **la stratificazione del rischio**, la **diagnosi precoce delle malattie associate all'invecchiamento** e il **monitoraggio della terapia**. Stanno inoltre attirando una crescente attenzione nella medicina preventiva individualizzata, in quanto rappresentano una misura oggettiva dell'impatto biologico dei fattori ambientali e dello stile di vita.

Allo stesso tempo, la metodologia non è priva di sfide. La standardizzazione delle procedure di misurazione, l'interpretazione delle differenze tra tessuti e popolazioni e la differenziazione tra cambiamenti epigenetici reversibili e irreversibili sono oggetto delle attuali discussioni di ricerca. Anche le questioni etiche, ad esempio per quanto riguarda le dichiarazioni predittive e le loro conseguenze sociali, richiedono una valutazione differenziata.

Nel complesso, tuttavia, l'uso degli orologi epigenetici segna un progresso decisivo nella comprensione e nella registrazione quantitativa del processo di invecchiamento. Non solo forniscono una nuova prospettiva sull'età biologica, ma creano anche una base scientificamente solida per le decisioni terapeutiche nell'area del conflitto tra prevenzione, rigenerazione e longevità.

4.3 Procedure di imaging e diagnostica molecolare

Oltre ai metodi di analisi biologica molecolare ed epigenetica, le **tecniche di imaging** stanno assumendo un ruolo sempre più centrale nella diagnosi dei processi di invecchiamento. Questi metodi offrono il vantaggio decisivo di poter visualizzare i cambiamenti strutturali e funzionali direttamente nel tessuto o nell'organismo nel suo complesso. Ciò consente di effettuare non solo misurazioni selettive, ma anche affermazioni integrative sull'**integrità dei tessuti**, sulle **prestazioni funzionali** e sulla **distribuzione spaziale dei cambiamenti legati all'età**.

Nella pratica clinica si utilizzano in particolare **tecniche di imaging non invasive** come l'**ecografia ad alta risoluzione**, la **risonanza magnetica (RM)** e la **tomografia computerizzata (TC)**. Con il loro aiuto, è possibile registrare un gran numero di parametri strutturali dell'invecchiamento. Ad esempio, i cambiamenti nella **struttura della pelle**, come la riduzione dello spessore del derma o la perdita di elasticità sottocutanea, possono essere visualizzati ad alta risoluzione - una procedura utilizzata in particolare nel contesto della diagnostica estetica o dermatologica dell'età.

La **densità ossea** può essere determinata con precisione anche mediante TC quantitativa o tecniche speciali di risonanza magnetica (esempio, sequenze di mappatura T1ρ o T2 basate sulla risonanza magnetica). Questi parametri consentono una diagnosi precoce dell'osteoporosi e forniscono informazioni sulla resistenza funzionale del sistema scheletrico. Altrettanto informativa è la registrazione della **rigidità vascolare**, ad esempio misurando la velocità dell'onda di polso o analizzando l'elasticità delle grandi arterie mediante ecografia Doppler o risonanza magnetica. Poiché l'invecchiamento vascolare è un fattore di rischio significativo per le malattie cardiovascolari, questo metodo non ha solo rilevanza diagnostica ma anche preventiva.

Oltre a questi metodi strutturali e funzionali, anche le **tecniche di imaging molecolare** stanno diventando sempre più importanti. Un esempio significativo è la **tomografia a emissione di positroni (PET)**, che consente di visualizzare in tempo reale i processi metabolici e immunologici nell'organismo vivente. In combinazione con ligandi marcati radioattivamente, è possibile visualizzare i **focolai infiammatori**, lo **stress ossidativo** o i **tassi di proliferazione cellulare**, parametri strettamente legati all'**attività delle cellule senescenti**. Ad esempio, la PET è stata utilizzata con successo per rilevare l'attività dei componenti infiammatori del SASP in vivo o per localizzare le cellule senescenti negli ambienti tumorali.

Un'altra area pionieristica è rappresentata dalle **tecnologie molecolari ad alta dimensione a singola cellula**, in particolare il **sequenziamento dell'RNA a singola cellula (scRNA-seq) e i relativi approcci di proteomica a singola cellula**. Queste tecnologie consentono di analizzare **l'eterogeneità delle popolazioni cellulari in fase di invecchiamento** a un livello di risoluzione finora irraggiungibile. Registrando simultaneamente i modelli di trascrizione o di proteine di migliaia di singole cellule, è possibile identificare, caratterizzare funzionalmente e analizzare le sottopopolazioni di cellule senescenti in relazione alle loro interazioni dipendenti dal microambiente. Questi risultati sono di grande importanza non solo per la ricerca di base, ma anche per lo sviluppo di strategie terapeutiche mirate, poiché forniscono punti di partenza per l'eliminazione selettiva, la riprogrammazione o l'immunomodulazione delle cellule senescenti.

L'integrazione delle tecniche di imaging con i metodi diagnostici biologici molecolari e l'analisi computerizzata dei dati - ad esempio attraverso il **riconoscimento di pattern basato sull'intelligenza artificiale** o la **fusione di dati multimodali** - apre quindi nuove prospettive per una **registrazione precisa, specifica per ogni tessuto e dinamica del processo di invecchiamento biologico**. Nel prossimo futuro, tali tecnologie potrebbero non solo servire come strumenti di ricerca, ma anche essere utilizzate di routine sotto forma di protocolli clinici standardizzati, sia in medicina geriatrica che nella diagnosi preventiva di individui sani.

Si apre così una nuova era nella diagnostica dell'invecchiamento, in cui l'attenzione non è più rivolta all'età cronologica, ma all'**effettiva qualità biologica dei tessuti e delle cellule**, visualizzata attraverso una combinazione di imaging, analisi molecolare e integrazione intelligente dei dati. Questo sviluppo segna un passo decisivo verso una medicina geriatrica personalizzata e predittiva.

4.4 Limitazioni e sfide nell'applicazione clinica

Nonostante i notevoli progressi compiuti negli ultimi anni nel campo della diagnostica dell'invecchiamento cellulare, esistono ancora sfide fondamentali che limitano l'ampia applicabilità clinica e la comparabilità scientifica delle relative procedure. Queste sfide riguardano i livelli metodologici, interpretativi, concettuali ed etici e sottolineano che la diagnostica dell'invecchiamento è ancora in una fase di sviluppo e consolidamento dinamico.

Un problema metodologico fondamentale risiede nella **mancanza di standardizzazione dei biomarcatori e dei protocolli di misurazione utilizzati.** Molti dei marcatori attualmente utilizzati - tra cui p16^INK4a^, SA-β-galattosidasi, γ-H2AX o interleuchina-6 - vengono registrati in studi diversi e in condizioni diverse. I campioni provengono da tipi di cellule o tessuti diversi, sono soggetti a metodi di preparazione e colorazione variabili o si basano su valori soglia di interpretazione divergenti. Ciò rende molto più difficile **confrontare i risultati degli studi** e ne limita la validità rispetto a standard clinicamente trasferibili. Inoltre, molti metodi di misurazione sono solo semi-quantitativi o qualitativi, il che li rende suscettibili di influenze soggettive o artefatti tecnici.

Inoltre, si pone la questione della **rilevanza biologica e clinica dei singoli marcatori di senescenza**, soprattutto alla luce della crescente consapevolezza che le cellule senescenti possono svolgere **funzioni diverse** in contesti diversi. Mentre spesso svolgono un ruolo protettivo nei tessuti giovani, ad esempio impedendo la divisione cellulare incontrollata o promuovendo la guarigione delle ferite, nell'organismo che invecchia sviluppano sempre più spesso **proprietà patogene**, come l'induzione di infiammazioni croniche o l'inibizione dei processi rigenerativi. Questa **ambivalenza funzionale** rende difficile classificare chiaramente un particolare segnale di senescenza come promotore di malattie o preservatore della salute e richiede una valutazione differenziata nel rispettivo contesto fisiologico.

Un altro problema irrisolto è la limitata **integrazione di più marcatori in modelli diagnostici coerenti**. Mentre molti studi si concentrano su singoli parametri, una caratterizzazione precisa dello stato biologico dell'invecchiamento richiederebbe lo sviluppo di **modelli multidimensionali** che tengano conto simultaneamente di parametri cellulari, molecolari, sistemici e di imaging. Tali modelli dovrebbero essere addestrati utilizzando metodi di apprendimento automatico o altri metodi bioinformatici, al fine di ricavare affermazioni valide sulle dinamiche dell'invecchiamento, sui rischi di malattia o sulla risposta alle terapie da modelli di dati complessi . Tuttavia, attualmente mancano coorti sufficientemente ampie e rappresentative, set di dati standardizzati e valori di riferimento affidabili che consentano un'ampia applicazione clinica.

Vi sono anche crescenti **questioni etiche, sociali e normative** che finora sono state chiarite solo in parte. La possibilità di determinare l'età biologica di un individuo indipendentemente dalla sua età cronologica solleva questioni che vanno ben oltre il campo della medicina. In particolare, sorgono nuove sfide nel **settore assicurativo**, nella **valutazione dell'idoneità alla salute sul lavoro** e nella **giustizia sociale**. Ad esempio, l'uso di orologi epigenetici o di marcatori di rischio basati sulla senescenza potrebbe portare a discriminazioni nei confronti delle persone biologicamente "più anziane", ad esempio nel calcolo dei premi, nella scelta della carriera o nell'ammissione a studi clinici. Rimane aperta anche la questione di come gestire i risultati predittivi per i quali non ci sono ancora conseguenze terapeutiche.

Allo stesso tempo, la registrazione differenziata, precisa e a lungo termine dei processi di invecchiamento apre anche **immense opportunità**: l'identificazione di individui ad alto rischio, la diagnosi precoce di malattie associate all'età, il monitoraggio di interventi preventivi e la pianificazione di terapie personalizzate possono essere migliorati in modo significativo grazie a una **diagnostica personalizzata dell'invecchiamento**. Questo vale sia per le classiche malattie croniche che per i nuovi approcci terapeutici in geriatria, oncologia, immunologia e medicina rigenerativa.

Nonostante tutti gli ostacoli esistenti, sta emergendo una chiara tendenza: la diagnosi dell'invecchiamento cellulare si sta trasformando da strumento puramente sperimentale di ricerca biogerontologica a **strumento strategico di medicina predittiva**. Tuttavia, per sfruttare appieno questo potenziale, sono necessari sforzi congiunti: consorzi di ricerca interdisciplinari, iniziative di standardizzazione internazionale, linee guida etiche e quadri normativi che garantiscano una gestione responsabile e corretta di questa nuova dimensione diagnostica. L'invecchiamento cellulare non è quindi solo una questione biologica, ma anche sociale, e la sua misurazione differenziata è un passo decisivo verso una sanità più efficace, individualizzata e orientata al futuro.

4.5 Bibliografia (Capitolo 4)

Baker, D. J., Childs, B. G., Durik, M., Wijers, M. E., Sieben, C. J., Zhong, J., ... & van Deursen, J. M. (2016). Cellule naturalmente positive a p16Ink4a accorciano la durata di vita di sani. *Nature*, 530(7589), 184-189. https://doi.org/10.1038/nature16932

Bell, C. G., Lowe, R., Adams, P. D., Baccarelli, A. A., Beck, S., Bell, J. T., ... & Horvath, S. (2019). Orologi dell'invecchiamento della metilazione del DNA: sfide e raccomandazioni. *Genome Biology*, 20, 249. https://doi.org/10.1186/s13059-019-1824-y

Field, A. E., Robertson, N. A., Wang, T., Havas, A., Ideker, T., & Adams, P. D. (2018). Orologi di metilazione del DNA nell'invecchiamento: categorie, cause e conseguenze. *Molecular Cell*, 71(6), 882-895. https://doi.org/10.1016/j.molcel.2018.08.008

Horvath, S. (2013). Età di metilazione del DNA di tessuti e tipi di cellule umane. *Genome Biology*, 14(10), R115. https://doi.org/10.1186/gb-2013-14-10-r115

Jylhävä, J., Pedersen, N. L., & Hägg, S. (2017). Predittori biologici dell'età. *EBioMedicine*, 21, 29-36. https://doi.org/10.1016/j.ebiom.2017.06.005

Kowald, A., & Kirkwood, T. B. L. (2016). L'invecchiamento può essere programmato? Una revisione critica

della letteratura. *Aging Cell*, 15(6), 986-998.
https://doi.org/10.1111/acel.12464

Levine, M. E., Lu, A. T., Quach, A., Chen, B. H., Assimes, T. L., Bandinelli, S., ... & Horvath, S. (2018). Un biomarcatore epigenetico dell'invecchiamento per la durata della vita e l'healthspan. *Aging*, 10(4), 573-591.
https://doi.org/10.18632/aging.101414

Lopez-Otin, C., Blasco, M. A., Partridge, L., Serrano, M. e Kroemer, G. (2013). I segni distintivi dell'invecchiamento. *Cell*, 153(6), 1194-1217.
https://doi.org/10.1016/j.cell.2013.05.039

Ogrodnik, M., Miwa, S., Tchkonia, T., Tiniakos, D., Wilson, C. L., Lahat, A., ... & Passos, J. F. (2017). La senescenza cellulare guida la steatosi epatica dipendente dall'età. *Nature Communications*, 8, 15691.
https://doi.org/10.1038/ncomms15691

Tasaki, M., Sugimoto, M., Murakami, Y., Tsuji, Y., Tanimura, A., Takeda, H., ... & Kanai, Y. (2022). Monitoraggio multiomico della risposta ai farmaci in cellule umane senescenti. *Nature Communications*, 13, 2395.
https://doi.org/10.1038/s41467-022-29956-5

5. Approcci terapeutici per influenzare l'invecchiamento cellulare

La consapevolezza che l'invecchiamento cellulare non è solo un processo degenerativo irreversibile, ma può essere potenzialmente influenzato e persino parzialmente invertito, ha dato il via a un fondamentale cambiamento di paradigma nella ricerca biomedica. Mentre i concetti medici tradizionali erano orientati al trattamento dei sintomi delle malattie legate all'età, le nuove strategie terapeutiche si concentrano sulla modulazione mirata dell'invecchiamento cellulare stesso. L'obiettivo di questa medicina geriatrica basata sull'intervento è quello di estendere la cosiddetta "durata della salute", ovvero il periodo della vita durante il quale una persona rimane libera da gravi malattie croniche. Gli approcci vanno da modifiche comportamentali e interventi farmacologici a procedure genetiche e cellulari molto complesse. Le strategie terapeutiche più importanti e promettenti attualmente disponibili sono descritte in dettaglio di seguito.

5.1 Protocolli di restrizione calorica e di digiuno

Tra gli approcci non farmacologici per rallentare l'invecchiamento cellulare e promuovere un invecchiamento sano, la **restrizione calorica** svolge un ruolo di primo piano. Si tratta di ridurre l'apporto energetico giornaliero di circa il 20-40% rispetto a una dieta ad libitum - a condizione, tuttavia, che tutti i micronutrienti essenziali continuino a essere forniti in quantità sufficienti a prevenire la malnutrizione. Questo principio di riduzione del cibo in funzione dell'energia è stato studiato in un gran numero di studi sugli animali ed è una delle forme di intervento meglio documentate in gerontologia sperimentale.

In particolare nei **roditori, nei pesci e negli insetti**, ma anche nei **primati non umani**, è stato osservato un significativo **prolungamento della durata di vita media e massima** come risultato della restrizione calorica a lungo termine. Inoltre, si è registrato un netto **ritardo nell'insorgenza di malattie legate all'età**, tra cui il cancro, le malattie cardiovascolari, le malattie neurodegenerative e i disturbi metabolici, come il diabete di tipo 2. Anche i processi legati all'infiammazione, ritenuti responsabili dell'inflammaging, sono stati attenuati dalla restrizione calorica.

I **meccanismi biologici** alla base di questi effetti sono complessi e interagiscono a diversi livelli cellulari. Uno dei cambiamenti centrali è la **riduzione delle specie reattive dell'ossigeno (ROS)**, che sono prodotte come sottoprodotto della respirazione mitocondriale e, in eccesso, portano a danni al DNA, alterazioni delle proteine e perossidazione lipidica. Lo stress ossidativo viene ridotto dalla restrizione calorica, che ha un effetto positivo sulla **stabilità del genoma**, sulla **funzione mitocondriale** e sull'**integrità della membrana cellulare**.

Inoltre, la restrizione calorica migliora la **sensibilità all'insulina** e riduce i livelli circolanti di insulina e IGF-1, un effetto che si accompagna a un rallentamento delle vie di segnalazione associate alla crescita e oncogene. Allo stesso tempo, **si attivano i processi di pulizia cellulare**, in particolare l'**autofagia**, cioè la degradazione mirata di organelli danneggiati, proteine mal ripiegate e componenti cellulari disfunzionali. Questo "smaltimento dei rifiuti" intracellulari è essenziale per mantenere l'omeostasi cellulare e normalmente diminuisce con l'aumentare dell'età. La restrizione calorica contrasta questa perdita di funzione.

La riprogrammazione epigenetica indotta dalla restrizione calorica non è meno significativa. Tra questi vi sono cambiamenti nella metilazione del DNA, nella modificazione degli istoni e nell'espressione degli RNA non codificanti, che modulano l'attività dei geni in modo tale da essere associati a una migliore funzione cellulare, a una maggiore durata di vita delle cellule e a una maggiore resistenza allo stress. In particolare, vengono attivate **vie di segnalazione come mTOR (mechanistic target of rapamycin), AMPK (AMP-activated protein kinase)** e la famiglia delle **sirtuine**, che agiscono come sensori molecolari centrali per la disponibilità di energia, lo stato dei nutrienti e lo stress cellulare. Questi sensori sono strettamente legati alla regolazione della divisione cellulare, della riparazione del DNA, del metabolismo e dei processi di senescenza.

Strettamente correlate alla restrizione calorica sono **varie forme di digiuno intermittente**, in cui non viene ridotta la quantità totale di calorie in un periodo di tempo più lungo, ma viene modulata la **distribuzione temporale dell'assunzione di cibo**. I protocolli più comuni includono l'**alimentazione limitata nel tempo** (esempio, il modello 16:8, in cui il cibo viene consumato solo durante una finestra di 8 ore al giorno), il **digiuno alternato** (alternando giorni di digiuno a giorni di dieta normale) o il **digiuno periodico**, in cui sono previsti uno o due giorni di digiuno alla settimana.

Nei modelli animali, queste strategie hanno mostrato effetti molecolari simili alla classica restrizione calorica, in particolare per quanto riguarda l'attivazione dell'AMPK, l'inibizione della via di segnalazione mTOR e la stimolazione delle sirtuine. Gli effetti positivi possono essere riconosciuti anche **nei primi studi clinici sull'uomo**: Sono stati documentati una riduzione dei marcatori infiammatori, un miglioramento dei profili lipidici e glucidici, una normalizzazione della pressione sanguigna e una diminuzione dello stress ossidativo, oltre a **una potenziale riduzione del carico di senescenza** in alcune popolazioni cellulari, ad esempio nei linfociti e nelle cellule endoteliali vascolari.

Allo stesso tempo, questi protocolli sembrano **essere più facili da integrare nella vita quotidiana** rispetto alla restrizione calorica permanente, in quanto spesso non richiedono una restrizione continua della quantità di cibo consumato, ma solo del tempo trascorso a mangiare. Ciò potrebbe aumentarne l'accettazione da parte di gruppi più ampi di popolazione e aprire la strada a una **prevenzione non farmacologica delle malattie legate all'età.**

Nonostante queste prospettive promettenti, tuttavia, anche in questo caso è necessaria una certa cautela: Gli effetti a lungo termine dei protocolli di digiuno intermittente **sull'invecchiamento cellulare nell'uomo** non sono ancora del tutto noti, così come non lo sono i loro effetti sulle diverse fasce d'età, sui generi, sui modelli di malattia o sulle disposizioni genetiche. Di conseguenza, sono necessari ulteriori studi per definire la **durata, la frequenza e l'intensità ottimali di** tali interventi.

Nel complesso, si può affermare che sia la restrizione calorica sia le forme di digiuno intermittente sono attualmente tra gli interventi di stile di vita più promettenti per modulare in modo specifico i processi di invecchiamento a livello cellulare. Il loro effetto si esplica non solo attraverso la riduzione del carico calorico, ma soprattutto attraverso il controllo preciso **delle reti di segnalazione cellulare**, che influenzano in modo significativo l'età biologica e quindi la funzionalità e la qualità della vita in età avanzata.

5.2 Antiossidanti e integratori alimentari

Poiché **lo stress ossidativo** svolge un ruolo centrale nel processo di invecchiamento cellulare, ha senso affrontare questo problema a livello terapeutico. Lo stress ossidativo è causato da uno squilibrio tra la produzione di specie reattive dell'ossigeno (ROS) e la capacità dell'organismo di neutralizzarle mediante meccanismi antiossidanti. I ROS sono prodotti principalmente nei mitocondri come sottoprodotto della fosforilazione ossidativa, ma possono anche essere causati da influenze esterne come i raggi UV, le tossine ambientali o i processi infiammatori. In concentrazioni moderate, svolgono importanti funzioni di segnalazione nel contesto della comunicazione cellulare, ma quando si accumulano eccessivamente, danneggiano il DNA, le proteine e i lipidi - processi che sono direttamente collegati allo sviluppo della senescenza cellulare, della disfunzione mitocondriale e dell'accorciamento dei telomeri.

L'ipotesi razionale che un **apporto esogeno di sostanze antiossidanti** possa spazzare in modo specifico questi ROS e quindi rallentare i processi di invecchiamento ha portato a numerosi approcci terapeutici. Gli antiossidanti esogeni più noti sono i **complessi vitaminici vitamina C (acido ascorbico) e vitamina E (tocoferoli)**, che agiscono come classici spazzini di radicali. Anche il **coenzima Q10**, un componente essenziale della catena respiratoria mitocondriale, e l'**acido alfa-lipoico**, un antiossidante universale con proprietà idrosolubili e liposolubili, sono oggetto di discussione come potenziali effetti anti-invecchiamento. Anche i **composti polifenolici** come il **resveratrolo**, una sostanza vegetale secondaria dell'uva rossa che agisce come attivatore delle sirtuine e modulatore della via di segnalazione mTOR, hanno attirato molta attenzione.

Negli esperimenti in vitro e negli **studi sugli animali**, molte di queste sostanze sono state in grado di ottenere risultati convincenti: Hanno ridotto la formazione di danni ossidativi, stabilizzato **la lunghezza dei telomeri**, migliorato la **funzione mitocondriale**, aumentato la **resistenza allo stress** delle cellule e in alcuni casi hanno persino prolungato la durata della vita. In particolare, nei roditori e nel C. elegans sono stati osservati effetti equivalenti a un significativo ritardo dei segni dell'invecchiamento. Sono stati documentati anche effetti positivi sul **sistema immunitario e nervoso** e sui **processi infiammatori**.

Al contrario, i risultati degli **studi clinici sull'uomo sono stati finora incoerenti e talvolta contraddittori**. Mentre alcuni studi suggeriscono moderati miglioramenti in alcuni parametri di salute come la pressione sanguigna, i livelli di lipidi nel sangue o i marcatori dell'infiammazione sistemica, altri non mostrano alcun beneficio significativo - o addirittura riportano effetti negativi. Per esempio, in alcune coorti è stato osservato un aumento del rischio di cancro o una riduzione dell'efficienza dell'esercizio fisico in seguito all'assunzione di antiossidanti ad alte dosi. Ciò indica che il ruolo biologico dei ROS **non è esclusivamente dannoso**, ma

dipende dal contesto. I ROS svolgono funzioni essenziali nella trasduzione del segnale cellulare, nel sistema immunitario e nell'apoptosi, processi che possono essere potenzialmente interrotti da un'eccessiva neutralizzazione.

Questi risultati hanno portato a un cambiamento di paradigma nella terapia antiossidante. Invece di sopprimere in modo aspecifico tutti i processi ossidativi, i **concetti più recenti** si concentrano sulla **modulazione mirata di specifiche vie di segnalazione,** al fine di mantenere l'**equilibrio tra la protezione antiossidante e la mediazione fisiologica dei ROS**. Gli antiossidanti mirati ai mitocondri, come **MitoQ** o **SkQ1**, che agiscono direttamente alla fonte di formazione dei ROS, sono un punto di particolare attenzione. Queste sostanze sono modificate chimicamente in modo da accumularsi nella matrice mitocondriale, dove possono neutralizzare le specie nocive dell'ossigeno senza interrompere la trasduzione del segnale citosolico.

Un altro approccio innovativo consiste nel combinare strategie antiossidanti con sostanze che **promuovono i processi autofagici.** L'idea alla base è che i componenti cellulari danneggiati dagli effetti ossidativi non vengano solo inattivati, ma anche attivamente rimossi dal sistema cellulare. Negli studi preclinici, sostanze come spermidina, metformina o resveratrolo mostrano un **effetto sinergico** tra l'attività antiossidante e l'**attivazione dell'autofagia**, che porta a un miglioramento complessivo della salute delle cellule.

Sono in corso anche ricerche su come i **profili genetici individuali**, le **costellazioni del microbioma** e i **tipi metabolici** influenzino l'effetto degli antiossidanti. È sempre più evidente che **le strategie antiossidanti personalizzate**, adattate a profili di rischio specifici, potrebbero essere più efficaci e sicure delle raccomandazioni di integrazione a tappeto.

In sintesi, l'uso terapeutico di antiossidanti esogeni per modulare l'invecchiamento cellulare rimane **un** approccio **promettente ma complesso**. Mentre alcuni risultati impressionanti sono stati ottenuti in vitro e in modelli animali, nella realtà clinica emerge un quadro più differenziato. È quindi improbabile che il futuro delle terapie antiossidanti risieda nella sostituzione di coperte ad alte dosi, ma piuttosto nel **controllo mirato, dinamico e sensibile al contesto dei processi ossidativi**, che dovrebbe rallentare l'invecchiamento biologico a livello cellulare, senza però compromettere le funzioni di segnalazione essenziali. Raggiungere questo equilibrio rappresenta una sfida centrale per la ricerca futura, con implicazioni potenzialmente di vasta portata per la prevenzione e il trattamento delle malattie legate all'età.

5.3 Interventi farmacologici: Senolitici e senomorfi

Un approccio particolarmente innovativo e attualmente oggetto di intense ricerche per la modulazione terapeutica dell'invecchiamento cellulare è l'**eliminazione mirata delle cellule senescenti dai tessuti**. Questo approccio si basa sull'osservazione che le cellule senescenti si accumulano nell'organismo con l'avanzare dell'età, perdono la loro funzione e allo stesso tempo sviluppano un secretoma che promuove l'infiammazione - il cosiddetto **fenotipo secretorio associato alla senescenza (SASP)**. Questo fenotipo porta all'attivazione cronica del sistema immunitario, all'interruzione della rigenerazione dei tessuti, alla promozione di processi di rimodellamento fibrotico e contribuisce allo sviluppo di numerose malattie associate all'età.

La strategia terapeutica per l'eliminazione mirata di queste cellule è riassunta con il termine di **terapia senolitica**. I **senolitici** sono sostanze farmacologicamente attive in grado di **identificare selettivamente le cellule senescenti e di portare alla morte cellulare programmata (apoptosi)** senza danneggiare le cellule sane non senescenti. Questa capacità selettiva si basa sul fatto che le cellule senescenti attivano alcune **vie di segnalazione anti-apoptotiche** - in particolare della famiglia delle proteine BCL-2 - che differiscono dalla firma molecolare delle cellule sane per mantenere la loro sopravvivenza.

La combinazione dell'inibitore della tirosin-chinasi **dasatinib** e del flavonoide **quercetina** è uno dei **senolitici più importanti**, già utilizzato in numerosi studi preclinici. In modelli di sindrome metabolica, fibrosi polmonare, osteoporosi e debolezza muscolare legata all'età (sarcopenia), questa combinazione ha mostrato una significativa riduzione delle popolazioni di cellule senescenti, associata a **un miglioramento della funzione degli organi**, a una **maggiore rigenerazione dei tessuti** e a una **riduzione dei parametri infiammatori**. Effetti simili sono stati documentati per il flavonoide naturale **fisetina**, che è caratterizzato da un profilo di effetti collaterali particolarmente favorevole e viene testato in studi clinici iniziali per verificarne l'idoneità come senolitico generalmente tollerato.

Altre classi di farmaci con potenziale senolitico includono i cosiddetti **inibitori di BCL-2**, come **navitoclax**, che intervengono specificamente nella regolazione apoptotica e quindi disattivano selettivamente i meccanismi di sopravvivenza delle cellule senescenti. Tuttavia, alcune di queste sostanze, soprattutto se utilizzate per via sistemica, presentano effetti collaterali rilevanti, come trombocitopenia o irritazione gastrointestinale, che ne hanno finora limitato l'applicazione clinica . Lo sviluppo di **forme di somministrazione specifiche per i tessuti**, come l'incapsulamento liposomiale o l'applicazione locale, è quindi un obiettivo di ricerca fondamentale.

Oltre all'eliminazione diretta delle cellule senescenti, negli ultimi anni si è affermato un concetto terapeutico complementare che **mira alla riprogrammazione funzionale anziché all'uccisione delle cellule**. Questa classe di principi attivi è riassunta sotto il termine di **senomorfi**. L'obiettivo di queste sostanze è **sopprimere il SASP pro-**

infiammatorio senza eliminare la cellula senescente stessa.

In particolare, l'obiettivo è modulare la **secrezione di citochine, chemochine, fattori di crescita ed enzimi che modificano la matrice**, ritenuti responsabili dell'effetto patogeno delle cellule senescenti nel tessuto.

I senomorfi spesso agiscono **inibendo i fattori di trascrizione centrali**, come **NF-$\varkappa$B, STAT3** o **mTOR**, che controllano l'espressione di SASP. Esempi di sostanze senomorfe sono la **rapamicina**, la **metformina**, gli **inibitori di JAK** o alcuni **glucocorticoidi**, che hanno dimostrato di ridurre i parametri dell'infiammazione sistemica in modelli animali senza influenzare direttamente la vitalità delle cellule senescenti.

Questo approccio è particolarmente rilevante per i **tessuti sensibili o scarsamente rigenerativi**, come il **sistema nervoso centrale**, i **polmoni** o il **cuore**, in cui la completa eliminazione delle cellule potrebbe comportare rischiose perdite funzionali o deficit strutturali. In questo caso, la senomorfia potrebbe contribuire a **mitigare gli effetti negativi dell'invecchiamento cellulare** senza compromettere l'integrità strutturale del tessuto.

In sintesi, si può affermare che sia i **senolitici che i senomorfi** rappresentano componenti centrali di una nuova **terapia dell'invecchiamento intergenerazionale**. Mentre i senolitici mirano alla rimozione radicale delle popolazioni cellulari dannose, i senomorfi si concentrano su un adattamento mirato e controllato del comportamento cellulare. Entrambe le strategie mirano a ridurre gli **effetti sistemici dell'invecchiamento cellulare**, a mantenere la **riserva funzionale degli organi** e a ritardare **lo sviluppo di malattie associate all'età**. L'applicazione combinata di entrambi i concetti - differenziati in base al tessuto, all'età, al quadro clinico e all'obiettivo terapeutico - potrebbe aprire la strada alla medicina geriatrica personalizzata nel lungo termine, estendendo in modo efficace non solo la durata della vita, ma anche la durata della **salute**.

5.4 Influenza dell'esercizio fisico e dei cambiamenti nello stile di vita

Accanto alla restrizione calorica, agli interventi farmacologici e agli approcci genetico-epigenetici, l'**attività fisica è** considerata uno dei fattori più efficaci e allo stesso tempo più praticabili per influenzare l'invecchiamento cellulare. A differenza dei farmaci o degli integratori alimentari, l'esercizio fisico esercita il suo effetto attraverso una complessa interazione di vie di segnalazione fisiologiche, molecolari ed epigenetiche che contribuiscono a **rallentare l'invecchiamento cellulare** sia a livello sistemico che tessuto-specifico.

Numerosi studi hanno dimostrato che l'**allenamento fisico regolare** - in particolare sotto forma di esercizio di resistenza e di forza moderata - porta a **un aumento** dell'attività della telomerasi, l'enzima in grado di compensare l'accorciamento dei telomeri e quindi di mantenere la capacità delle cellule di dividersi. Ciò è stato dimostrato sia nelle cellule mononucleari del sangue periferico sia nelle cellule muscolari. Parallelamente, l'esercizio fisico promuove un **miglioramento della capacità di riparazione del DNA**, modulando l'espressione dei geni coinvolti nel riconoscimento e nella correzione dei danni al DNA. Questi processi proteggono il genoma dai cambiamenti strutturali tipicamente associati alla senescenza e alla trasformazione maligna.

Anche l'**effetto antinfiammatorio dell'attività fisica** è particolarmente rilevante. È stato dimostrato che l'esercizio fisico regolare riduce la concentrazione di citochine proinfiammatorie come l'interleuchina-6 (IL-6), il fattore di necrosi tumorale-α (TNF-α) e la proteina C-reattiva (CRP), che fanno parte del fenotipo secretorio associato alla senescenza (SASP). Allo stesso tempo, vengono prodotte in misura crescente sostanze messaggere antinfiammatorie, come l'interleuchina-10. Questo cambiamento nel profilo delle citochine contribuisce a ridurre il livello sistemico di infiammazione, un meccanismo chiave per contenere l'inflammaging, considerato uno dei principali fattori dell'invecchiamento cellulare e dell'organismo.

Inoltre, l'attività fisica ha **effetti positivi sul sistema nervoso centrale**, in particolare attraverso l'upregulation **di fattori neurotrofici** come il fattore neurotrofico di derivazione cerebrale (BDNF). Il BDNF è essenziale per la plasticità sinaptica, la neurogenesi e il mantenimento delle reti neuronali. La mancanza di BDNF è associata al deterioramento cognitivo, alla depressione e a malattie neurodegenerative come il morbo di Alzheimer. L'esercizio fisico può contrastare attivamente questa carenza, rendendolo uno degli strumenti non farmacologici più efficaci per **prevenire l'invecchiamento cognitivo**.

Oltre all'attività fisica, anche **altri fattori legati allo stile di vita** contribuiscono in modo significativo alla **modulazione dell'invecchiamento delle cellule di**. La qualità **del sonno** svolge un ruolo centrale in questo senso. La deprivazione cronica di sonno e un ciclo sonno-veglia disturbato non solo aumentano il rischio di malattie metaboliche e cardiovascolari, ma anche l'accumulo di stress ossidativo e l'espressione di marcatori infiammatori. Allo stesso tempo, la privazione del sonno ha un effetto epigenetico sui geni responsabili della regolazione circadiana, della risposta immunitaria e del controllo del ciclo cellulare.

La gestione dello stress è un altro aspetto importante. Lo stress psicologico cronico porta a un aumento del rilascio di glucocorticoidi attraverso l'attivazione dell'asse ipotalamo-ipofisi-surrene, che ha dimostrato di contribuire all'accorciamento dei telomeri, all'inibizione della riparazione del DNA e all'induzione della senescenza cellulare. Interventi come la mindfulness, la meditazione, le tecniche di respirazione o i programmi psicoterapeutici strutturati mostrano il potenziale per modulare questi processi e aumentare la **resilienza allo stress a livello cellulare**.

Anche l'**integrazione sociale** riveste un'importanza centrale. Negli studi epidemiologici, la solitudine e l'isolamento sociale sono associati a un invecchiamento accelerato, a un aumento dell'infiammazione e della morbilità. Al contrario, è stato dimostrato che reti sociali stabili, sostegno emotivo e partecipazione sociale sono correlati a una struttura epigenetica più favorevole.

Infine, non va trascurata l'**attività cognitiva**, cioè l'impegno continuo con contenuti intellettualmente stimolanti. Ciò porta a un aumento dell'attività sinaptica, promuove la neuroplasticità e sembra attivare vie di segnalazione neuroprotettive. In questo caso sono state osservate anche modifiche epigenetiche che indicano un **rallentamento dell'invecchiamento neuronale** e la **conservazione delle capacità cognitive** in età avanzata.

Il quadro generale mostra che uno **stile di vita olistico** - composto da attività fisica regolare, dieta sana, sonno riposante, riduzione dello stress, integrazione sociale e stimolazione mentale - non solo promuove il **benessere soggettivo**, ma può anche **rallentare** processi di invecchiamento biologico misurabili in popolazioni cellulari rilevanti. Questi fattori influenzano **la programmazione epigenetica**, la **funzione immunitaria**, l'**integrità mitocondriale** e l'**omeostasi cellulare** in un modo che è ora riconosciuto come terapeuticamente efficace e altamente rilevante nella medicina preventiva.

Ciò chiarisce che il mantenimento di uno stile di vita che favorisca la salute non deve essere considerato solo un'integrazione alle terapie farmacologiche, ma parte integrante di un **approccio multifattoriale e basato su prove di efficacia per promuovere la longevità e la funzione cellulare sana**.

5.5 Approcci di ingegneria genetica e terapia cellulare

Il futuro della medicina geriatrica sarà sempre più caratterizzato da **metodi di ingegneria genetica e biologia cellulare** che vanno ben oltre le possibilità della farmacoterapia tradizionale. Al centro di questo sviluppo ci sono approcci che non si limitano a trattare i sintomi delle malattie legate all'età, ma mirano a **intervenire direttamente sui meccanismi di invecchiamento cellulare**. L'obiettivo di queste procedure è **correggere i danni molecolari legati all'età**, **stimolare i processi di rigenerazione** e ripristinare la **funzionalità dei sistemi cellulari e tissutali invecchiati**, con l'obiettivo generale non solo di prolungare la durata della vita, ma in particolare di estendere **la durata della salute**.

Una delle tecnologie più importanti in questo contesto è il **sistema CRISPR-Cas**, un metodo biologico molecolare per l'**editing mirato del genoma**, derivato dalla difesa batterica contro i fagi e da allora rapidamente sviluppato. Con l'aiuto di questo strumento, è possibile apportare **modifiche genetiche con elevata precisione** in quasi tutti i tipi di cellule. Gli studi preclinici iniziali stanno attualmente esaminando se sia possibile invertire la **perdita di funzionalità cellulare riparando le mutazioni legate all'età, sostituendo i segmenti genici danneggiati o attivando specificamente i geni silenziati**. L'attenzione di è rivolta in particolare ai geni coinvolti nella riparazione del DNA, nella stabilizzazione dei telomeri o nella funzione mitocondriale, in quanto considerati punti di commutazione centrali nel processo di invecchiamento.

Oltre alla modifica diretta del genoma, la **riprogrammazione epigenetica** è sempre più al centro dell'interesse. In questo caso, si cerca di **resettare i segni cellulari dell'invecchiamento a livello epigenetico attraverso l'espressione temporanea di fattori di riprogrammazione**, in particolare i cosiddetti **fattori di Yamanaka** (OCT4, SOX2, KLF4, c-MYC), senza che le cellule siano completamente trasformate in cellule staminali pluripotenti. Questo concetto di **riprogrammazione parziale** consente una forma di **ringiovanimento cellulare** in cui l'accorciamento dei telomeri, la disfunzione mitocondriale e i danni al DNA possono essere invertiti, mentre l'identità cellulare - ad esempio come neurone, muscolo o cellula epiteliale - viene mantenuta. Sono già stati ottenuti miglioramenti nella funzione dei tessuti, nella rigenerazione degli organi e nell'aspettativa di vita in modelli murini, anche se l'applicazione clinica di queste procedure è ancora agli inizi e richiede intensi test di sicurezza.

Un altro campo che guarda al futuro è quello delle **terapie basate sulle cellule**, in particolare il **trapianto di cellule staminali** o la **modulazione delle popolazioni di cellule progenitrici endogene**, ad esempio nei muscoli, nel midollo osseo, nella pelle o nel SNC. L'obiettivo di queste terapie è **rigenerare tessuti invecchiati o danneggiati in modo mirato**, introducendo cellule capaci di differenziarsi nelle strutture interessate o stimolando le cellule esistenti a rigenerarsi attraverso segnali di crescita e di controllo. Le prime applicazioni cliniche stanno dando risultati promettenti, in particolare nell'**ortopedia rigenerativa**, nella **medicina di riparazione cardiaca** e nella **neurologia**. Ad esempio, studi sull'artrosi del ginocchio hanno documentato miglioramenti strutturali della matrice cartilaginea, nonché una riduzione del dolore e un miglioramento della funzionalità grazie alle iniezioni intra-articolari di cellule staminali. Le procedure basate sulle cellule vengono sperimentate sempre più spesso anche nel trattamento del danno miocardico post-infartuale o di malattie neurodegenerative come il Parkinson.

Nonostante questi progressi, l'applicazione di tali tecnologie è anche **associata a sfide considerevoli**, in particolare per quanto riguarda la **sicurezza, il controllo e gli effetti** a lungo termine. La possibilità di indurre profondi cambiamenti nei programmi cellulari attraverso interventi genetici o epigenetici comporta sempre il rischio **di effetti collaterali indesiderati**, tra cui lo **sviluppo di tumori attraverso la proliferazione incontrollata**, la **rigenerazione errata**, le **reazioni immunitarie contro le cellule trasfettate o trapiantate o la modifica aspecifica dei tessuti vicini**. Sono quindi essenziali condizioni normative rigorose e un'attenta valutazione del rischio specifico per il paziente: .

Un ulteriore obiettivo della ricerca è lo sviluppo di **sistemi di trasporto mirati** che dovrebbero consentire l'applicazione di sostanze geneticamente o epigeneticamente attive in **modo temporaneo e specifico per ogni tessuto**, ad esempio tramite vettori virali o non virali, nanoparticelle, veicoli liposomiali o messaggeri a base di RNA. Queste strategie sono destinate ad aumentare in modo significativo non solo l'efficienza ma anche la sicurezza delle procedure di terapia genica.

Nel complesso, si può affermare che l'ingegneria genetica e i metodi basati sulle cellule hanno il potenziale per trasformare radicalmente la medicina dell'invecchiamento. Per la prima volta, offrono la possibilità di **intervenire direttamente sulle cause molecolari e cellulari dell'invecchiamento**, invece di limitarsi a trattare i sintomi. Che si tratti di correzione genica, riprogrammazione epigenetica o terapia con cellule staminali, questi approcci segnano un cambiamento paradigmatico verso una **medicina geriatrica orientata alle cause, rigenerativa e individualizzata**, che potrebbe non solo allungare gli anni di vita, ma anche migliorare significativamente la qualità biologica di questi anni. La loro applicazione controllata e responsabile sarà una delle principali sfide mediche e sociali dei prossimi decenni.

5.6 Bibliografia (Capitolo 5)

Baur, J. A. e Sinclair, D. A. (2006). Potenziale terapeutico del resveratrolo: l'evidenza in vivo. *Nature Reviews Drug Discovery*, 5(6), 493-506. https://doi.org/10.1038/nrd2060

Campisi, J., Kapahi, P., Lithgow, G. J., Melov, S., Newman, J. C., & Verdin, E. (2019). Dalle scoperte nella ricerca sull'invecchiamento alle terapie per un invecchiamento sano. *Nature*, 571(7764), 183-192. https://doi.org/10.1038/s41586-019-1365-2

Fang, E. F., Lautrup, S., Hou, Y., Demarest, T. G., Croteau, D. L., Mattson, M. P., & Bohr, V. A. (2019). NAD^+ nell'invecchiamento: meccanismi molecolari e implicazioni traslazionali. *Trends in Molecular Medicine*, 25(3), 216-235. https://doi.org/10.1016/j.molmed.2018.12.010

Fontana, L. e Partridge, L. (2015). Promuovere la salute e la longevità attraverso la dieta: dagli organismi modello all'uomo. *Cell*, 161(1), 106-118. https://doi.org/10.1016/j.cell.2015.02.020

Kirkland, J. L., & Tchkonia, T. (2017). Senescenza cellulare: una prospettiva traslazionale. *EBioMedicine*, 21, 21-28. https://doi.org/10.1016/j.ebiom.2017.04.013

Kirkland, J. L., Tchkonia, T., Zhu, Y., Niedernhofer, L. J., & Robbins, P. D. (2017). Il potenziale clinico dei farmaci senolitici. *Journal of the American Geriatrics Society*, 65(10), 2297-2301. https://doi.org/10.1111/jgs.14969

Longo, V. D. e Panda, S. (2016). Digiuno, ritmi circadiani e alimentazione limitata nel tempo in una vita sana. *Cell Metabolism*, 23(6), 1048-1059. https://doi.org/10.1016/j.cmet.2016.06.001

Ocampo, A., Reddy, P., Martinez-Redondo, P., Platero-Luengo, A., Hatanaka, F., Hishida, T., ... & Izpisua Belmonte, J. C. (2016). Miglioramento in vivo delle caratteristiche associate all'età mediante riprogrammazione parziale. *Cell*, 167(7), 1719-1733.e12. https://doi.org/10.1016/j.cell.2016.11.052

Rizza, W., Veronese, N., & Fontana, L. (2014). Quali sono i ruoli della restrizione calorica e della qualità della dieta nel promuovere una longevità sana? *Ageing Research Reviews*, 13, 38-45. https://doi.org/10.1016/j.arr.2013.11.002

Xu, M., Palmer, A. K., Ding, H., Weivoda, M. M., Pirtskhalava, T., White, T. A., ... & Kirkland, J. L. (2015). Prendere di mira le cellule senescenti migliora l'adipogenesi e la funzione metabolica in età avanzata. *eLife*, 4, e12997. https://doi.org/10.7554/eLife.12997

6. Nuove ricerche sull'influenza dell'invecchiamento cellulare

Negli ultimi anni, i progressi della biologia cellulare e molecolare, della ricerca sul genoma, della bioinformatica e della scienza dei materiali hanno portato a una rivoluzione nella ricerca sull'invecchiamento. Le nuove scoperte non solo aprono una migliore comprensione dei processi biologici, ma anche possibilità terapeutiche precedentemente inimmaginate che vanno ben oltre i concetti tradizionali come gli antiossidanti o la restrizione calorica. L'attenzione si concentra sempre più su precisi elementi di controllo molecolare, sulla riprogrammazione sistemica e sulle tecnologie intelligenti che possono intervenire in modo specifico nei processi di invecchiamento. Alcuni di questi approcci sono ancora in fase sperimentale, mentre altri sono già in fase di sperimentazione clinica. Ciò che hanno in comune è il potenziale non solo di rallentare l'invecchiamento, ma persino di invertirne alcuni aspetti

6.1 Editing del genoma basato su CRISPR per l'inversione dell'età

Lo sviluppo della tecnologia CRISPR-Cas segna una svolta fondamentale nella storia dell'editing del genoma e apre possibilità completamente nuove e prima impensabili, in particolare nel campo della ricerca sull'invecchiamento. Questo metodo molecolare, originariamente nato da meccanismi di difesa dei batteri contro i virus, consente agli scienziati di modificare il materiale genetico con elevata precisione, efficienza e semplicità comparativa. Il sistema CRISPR-Cas9 in particolare, ma sempre più anche varianti più avanzate come CRISPR-Cas12 o CRISPR-Cas13, costituiscono la base per una gamma crescente di applicazioni che vanno oltre le tradizionali correzioni genetiche. Nella ricerca biogerontologica, la tecnologia è ora considerata uno strumento chiave per approfondire le cause genetiche dell'invecchiamento e sviluppare strategie terapeutiche che vadano oltre i trattamenti sintomatici.

Un interesse centrale della ricerca è la modifica mirata dei geni che sono direttamente o indirettamente associati ai processi di invecchiamento. Si tratta, in particolare, di geni che codificano per meccanismi quali la riparazione del DNA, la difesa cellulare antiossidante, l'attività della telomerasi o la regolazione del ciclo cellulare. Queste funzioni biologiche sono essenziali per mantenere l'integrità, l'omeostasi e la capacità rigenerativa delle cellule. È ormai ben documentato che le interruzioni di questi processi possono portare a un accumulo di danni cellulari, a un aumento delle disfunzioni di organi e tessuti e a malattie legate all'età. Con l'aiuto di CRISPR, questi geni possono ora essere specificamente spenti, modificati o riattivati per compensare i deficit molecolari legati all'età.

I successi ottenuti finora negli studi preclinici su modelli animali sono particolarmente degni di nota. Ad esempio, la riattivazione mirata della telomerasi nei topi anziani ha portato a un significativo allungamento dei telomeri. Questo allungamento non solo ha portato a una stabilizzazione del materiale genetico, ma anche a miglioramenti funzionali, ad esempio nelle aree della neurogenesi, della rigenerazione muscolare e delle prestazioni cognitive. In altre serie di esperimenti, l'eliminazione mirata dei geni che favoriscono i processi infiammatori cronici o innescano la senescenza cellulare associata all'età ha portato a un significativo aumento dell'aspettativa di vita degli animali in esame. Questi risultati alimentano la speranza che l'invecchiamento non debba più essere considerato un processo biologico irreversibile, ma possa essere inteso in linea di principio come un fenomeno modulabile.

Nonostante questi risultati promettenti, rimangono ancora molte sfide scientifiche ed etiche. Un obiettivo centrale della ricerca attuale è quello di aumentare la precisione e la sicurezza degli interventi di editing del genoma per ridurre al minimo i cosiddetti effetti fuori bersaglio, ossia le modifiche non volute in altre parti del genoma. A tal fine, si stanno sviluppando varianti migliorate degli enzimi Cas che consentono a di riconoscere i bersagli in modo ancora più preciso e di attivarli in modo controllato. Allo stesso tempo, si stanno sviluppando nuovi metodi per trasferire l'editing nelle cellule somatiche nel modo più efficiente e specifico per ogni tessuto, senza alterare il materiale germinale. Questa distinzione non è solo rilevante dal punto di vista medico, ma tocca anche questioni etiche e legali fondamentali, in particolare per quanto riguarda le possibili conseguenze a lungo termine per le generazioni future.

A lungo termine, la ricerca mira a rendere le terapie basate su CRISPR clinicamente utilizzabili nell'uomo. Le prime sperimentazioni cliniche nel campo delle malattie ereditarie rare sono già iniziate, anche se non sono ancora specificamente mirate all'invecchiamento. Tuttavia, costituiscono una base importante per comprendere meglio i protocolli di dosaggio, le reazioni immunologiche e le conseguenze a lungo termine di tali interventi. In medicina geriatrica, le applicazioni di CRISPR potrebbero in futuro svolgere un ruolo nella prevenzione o nel trattamento di malattie associate all'età come l'Alzheimer, il cancro o l'arteriosclerosi, ad esempio rallentando i processi di invecchiamento cellulare, riparando i programmi genetici danneggiati o migliorando la capacità rigenerativa delle nicchie di cellule staminali.

Sullo sfondo dell'invecchiamento della popolazione mondiale, questi sviluppi stanno diventando sempre più rilevanti per la società. La prospettiva di influenzare in modo specifico o addirittura invertire l'invecchiamento biologico non solo sfida la comprensione tradizionale del corso della vita e della durata della vita, ma solleva anche profonde questioni riguardanti la giustizia distributiva, l'accesso alle innovazioni biomediche e l'organizzazione sociale dell'invecchiamento. In questo campo di tensione tra fattibilità tecnologica e responsabilità etica, l'editing del genoma mediante CRISPR sta emergendo come elemento centrale della futura ricerca sull'invecchiamento, con un potenziale che va oltre il semplice prolungamento della vita e mira a una profonda trasformazione della nostra esistenza biologica.

6.2 Riprogrammazione delle cellule mediante i fattori di Yamanaka

Un approccio particolarmente promettente nella moderna ricerca sull'invecchiamento è la riprogrammazione epigenetica, un processo che interviene profondamente nell'organizzazione molecolare della cellula e può potenzialmente invertire l'età biologica a livello cellulare. Questo approccio si basa sulla comprensione fondamentale che l'invecchiamento non è causato esclusivamente da danni irreversibili al DNA o dalla perdita di strutture cellulari funzionali, ma anche da cambiamenti sistematici nel profilo epigenetico delle cellule. Questi includono, in particolare, modifiche alla metilazione del DNA, istoni e cambiamenti nella regolazione genica basata sulla cromatina, che insieme contribuiscono a una perdita di identità e funzione cellulare. La riprogrammazione epigenetica mira a invertire questo processo di invecchiamento epigenetico in modo mirato e a riportare le cellule a uno stato più giovane e funzionalmente più vitale, senza riportarle completamente allo stadio embrionale di cellule staminali pluripotenti.

Al centro di questa strategia ci sono alcuni fattori di trascrizione che sono in grado di cancellare parzialmente la memoria epigenetica della cellula e di riattivare un modello di espressione genica più giovanile. I cosiddetti fattori di Yamanaka, costituiti dai quattro geni *OCT4*, *SOX2*, *KLF4* e *c-MYC*, sono particolarmente noti. La loro espressione combinata, ma controllata e temporanea, consente alle cellule di entrare in una fase intermedia di riprogrammazione. In questa fase, le cellule mostrano un significativo ringiovanimento in termini di firme epigenetiche, morfologia e caratteristiche funzionali, senza perdere completamente la loro differenziazione originale e la loro identità tissutale. Questa cosiddetta riprogrammazione parziale o transitoria rappresenta un metodo innovativo, in quanto attiva meccanismi potenzialmente rigenerativi senza il rischio di formazione di tumori o degenerazione dei tessuti associato all'induzione completa di cellule staminali pluripotenti.

Nei modelli preclinici, in particolare negli esperimenti sull'invecchiamento dei topi, sono già stati ottenuti risultati impressionanti con questa tecnica. L'induzione ripetuta e ciclica dei fattori di Yamanaka per brevi periodi di tempo ha portato a un significativo aumento della durata della vita, a un miglioramento della capacità rigenerativa di tessuti come il muscolo, la pelle e il sistema nervoso e a un notevole ritardo nell'insorgenza di malattie legate all'età. In alcuni casi, è stata addirittura documentata una completa regressione delle patologie esistenti, come la fibrosi o i processi neurodegenerativi. Questi effetti indicano che l'invecchiamento non solo può essere rallentato, ma può addirittura essere invertito entro certi limiti - un concetto che fino a pochi anni fa era considerato speculativo.

La sfida scientifica consiste ora nello sviluppo di metodi con cui la riprogrammazione possa essere controllata in modo sicuro, preciso e riproducibile. Infatti, la riattivazione di fattori di trascrizione come *c-MYC*, che svolgono un ruolo centrale in molti tipi di tumore, comporta un notevole rischio di degenerazione se la loro attività non viene controllata con precisione. L'espressione insufficientemente dosata o prolungata di questi fattori può portare le cellule ad entrare in uno stato di instabilità in cui il rischio di disregolazione genetica, proliferazione incontrollata e trasformazione maligna aumenta massicciamente. In questo contesto, la ricerca attuale si concentra sullo sviluppo di sistemi vettoriali che consentono una precisa regolazione spazio-temporale dell'espressione genica. I vettori virali, in particolare i sistemi basati su virus adeno-associati, offrono una piattaforma promettente in questo senso, in quanto possono indirizzare specificamente determinati tessuti e consentire l'espressione controllata di fattori di riprogrammazione.

Inoltre, si stanno sempre più sperimentando strategie non virali basate su modulatori chimici. Questi cosiddetti agenti epigenetici agiscono modificando reversibilmente il DNA e gli istoni, ad esempio inibendo le istone deacetilasi o le DNA metiltransferasi. In combinazione con l'espressione genica mirata, permettono di influenzare i programmi epigenetici in modo flessibile e fine, senza il rischio di modifiche genetiche permanenti. Alcune di queste sostanze sono già uscite dallo stato di sperimentazione preclinica e sono in fase di analisi in studi clinici iniziali per verificarne la sicurezza, la tollerabilità e l'efficacia.

A lungo termine, la riprogrammazione epigenetica potrebbe diventare un pilastro centrale di una nuova medicina geriatrica preventiva. La sua applicazione non si limiterebbe al trattamento delle malattie legate all'età, ma potrebbe anche contribuire in modo profilattico alla conservazione dell'integrità dei tessuti e della funzione cellulare. Pertanto, segnerebbe un cambiamento di paradigma: dal trattamento dei singoli sintomi al ringiovanimento sistematico e molecolare a livello cellulare. In combinazione con l'editing del genoma, la terapia con cellule staminali e i biomateriali rigenerativi, si sta delineando uno scenario futuro in cui l'età non può più essere intesa come un declino inevitabile, ma come un programma biologico fondamentalmente modificabile.

6.3 Ringiovanimento sistemico attraverso lo scambio di plasma

Un altro campo di ricerca molto interessante e lungimirante nel contesto della biologia dell'invecchiamento riguarda il ruolo del plasma sanguigno e dei suoi componenti nella modulazione dei processi di invecchiamento. Il punto di partenza di questa ricerca è un fenomeno biologico noto fin dal XIX secolo, ma che solo recentemente è stato studiato in modo sistematico: la parabiosi. Si tratta di una procedura sperimentale in cui la circolazione sanguigna di due animali viene collegata chirurgicamente in modo che essi si scambino informazioni fisiologiche attraverso il sistema circolatorio. La variante moderna, nota come parabiosi eterocronica, collega specificamente un animale giovane con uno vecchio. Le osservazioni di questi studi hanno colpito profondamente la comunità scientifica e hanno dato il via a un vero e proprio rinascimento nella ricerca sugli effetti di ringiovanimento sistemico.

Numerosi esperimenti hanno dimostrato che il contatto con sangue giovane può invertire parzialmente i deficit molecolari, cellulari e funzionali legati all'età negli animali anziani. Ad esempio, l'attività neurogenetica nell'ippocampo di topi anziani è migliorata in modo significativo quando sono stati messi in contatto con conspecifici giovani attraverso la parabiosi. Allo stesso tempo, sono stati documentati un aumento della rigenerazione muscolare, un miglioramento della funzione epatica e una maggiore elasticità vascolare. Queste osservazioni suggeriscono che alcuni fattori presenti nel plasma sanguigno giovane riattivano i processi rigenerativi e forse riaggiustano i programmi epigenetici associati al mantenimento della funzione cellulare e dell'omeostasi tissutale.

La questione di quali componenti molecolari del plasma giovane siano responsabili di questi effetti è al centro dell'interesse. Nel frattempo, sono state identificate diverse proteine, fattori di crescita, citochine e micro-RNA che si ritiene svolgano un ruolo centrale. Particolare enfasi è stata posta sul fattore di differenziazione della crescita 11 (GDF11), una proteina simile al fattore di crescita trasformanteβ, a cui alcuni studi attribuiscono una potenziale riattivazione delle vie di segnalazione rigenerative. Anche fattori come IGF-1, VEGF, così come alcune interleuchine e micro-RNA caricati da esosomi sono oggetto di studio intensivo, in quanto presumibilmente in grado di riattivare le nicchie di cellule staminali senescenti o di modulare i processi infiammatori che sono cronicamente iperattivi nella vecchiaia e contribuiscono alla degenerazione dei tessuti.

Parallelamente a queste scoperte, è aumentato l'interesse per la cosiddetta "purificazione" del plasma invecchiato. Gli studi hanno dimostrato che non solo l'aggiunta di sostanze ringiovanenti può avere un effetto, ma anche che la rimozione dei componenti dannosi associati all'età può avere un'influenza positiva sulla vitalità cellulare e sistemica. Approcci terapeutici come il plasma exchange, in cui parti del plasma sanguigno vengono sostituite da soluzioni sostitutive o da plasma giovane, hanno portato a un miglioramento delle funzioni cognitive e dei parametri metabolici in studi preclinici su animali anziani. Questi effetti sembrano essere in parte dovuti al fatto che le concentrazioni cronicamente elevate di citochine pro-infiammatorie, autoanticorpi o metaboliti ossidativi vengono ridotte, il che a sua volta alleggerisce l'ambiente cellulare e favorisce i processi rigenerativi.

Recentemente, questi risultati sono stati tradotti in studi clinici iniziali, in particolare nel campo delle malattie neurodegenerative come il morbo di Alzheimer. In questo caso, vengono utilizzati prodotti del sangue preparati in modo specifico, come proteine plasmatiche frazionate o plasma di giovani donatori arricchito in modo specifico con molecole che hanno mostrato effetti positivi nei modelli animali. I primi risultati indicano che questi interventi sono ben tollerati e possono essere in grado di rallentare la progressione dei deficit cognitivi. Anche i cosiddetti modulatori delle proteine plasmatiche, cioè sostanze attive che influenzano in modo specifico l'attività di alcuni fattori circolanti nel plasma, stanno prendendo sempre più piede. L'obiettivo è quello di utilizzare interventi molecolari precisi per ripristinare un ambiente cellulare giovane senza dover ricorrere a metodi fisicamente stressanti come la tradizionale plasmaferesi.

In futuro, le terapie combinate che consistono nella modulazione del plasma, nella riprogrammazione epigenetica e nell'editing del genoma potrebbero stabilire nuovi standard nella medicina geriatrica. Il plasma sanguigno - a lungo inteso principalmente come mezzo di trasporto per l'ossigeno, le sostanze nutritive e le cellule immunitarie - è ora considerato una piattaforma regolatoria complessa e dinamica che interviene profondamente nelle decisioni sul destino cellulare. La sua manipolazione mirata offre la possibilità non solo di rallentare i processi associati all'età, ma anche di invertirli alla radice molecolare. La patologia del plasma sta quindi avanzando da un'area periferica della gerontologia a uno dei suoi campi di ricerca più promettenti, con implicazioni di vasta portata per la medicina rigenerativa, la prevenzione delle malattie legate all'età e forse anche l'estensione della durata massima della vita umana.

6.4 L'intelligenza artificiale nella ricerca sull'invecchiamento

La rapida crescita della disponibilità di dati biologici, alimentata da metodi high-throughput come il sequenziamento di nuova generazione, la spettrometria di massa e l'analisi di singole cellule, ha inaugurato una nuova era della ricerca biomedica. Al centro di questo sviluppo c'è la capacità di estrarre non solo informazioni descrittive da enormi quantità di dati - ottenuti, tra l'altro, da genoma, trascrittoma, proteoma, metaboloma ed epigenoma - ma anche di riconoscere modelli complessi e dinamici che intervengono profondamente nella struttura molecolare dell'invecchiamento. Tuttavia, data la natura multidimensionale di queste serie di dati e la moltitudine di relazioni non lineari, i metodi statistici classici raggiungono rapidamente i loro limiti. In questo contesto, l'uso dell'intelligenza artificiale, in particolare sotto forma di apprendimento automatico e reti neurali profonde, si sta rivelando paradigmatico per la futura ricerca e manipolazione terapeutica dei processi di invecchiamento biologico.

L'apprendimento automatico consente di addestrare modelli in grado di filtrare i modelli associati alla progressione o al rallentamento dell'invecchiamento cellulare da strutture di dati biologici altamente complesse e spesso rumorose. Vengono utilizzati metodi come le foreste casuali, le macchine vettoriali di supporto, il gradient boosting o le reti neurali, che vengono continuamente migliorate con nuovi set di dati. In particolare, gli approcci di apprendimento profondo, come le reti neurali convoluzionali e le reti neurali ricorrenti, consentono l'elaborazione simultanea di flussi di dati multidimensionali, rendendoli ideali per integrare informazioni provenienti da diversi livelli biologici. Ad esempio, i modelli di espressione genica, le modifiche epigenetiche e i profili dei metaboliti possono essere integrati in un unico modello di previsione in grado di predire l'età biologica di una cellula o di un organismo con elevata precisione.

Un'area di applicazione eccezionale per questi processi supportati dall'intelligenza artificiale è lo sviluppo dei cosiddetti orologi epigenetici. Si tratta di modelli matematici che stimano l'età biologica di un individuo sulla base di marcatori epigenetici, in particolare dei modelli di metilazione del DNA. Questi orologi non solo permettono di fare dichiarazioni retrospettive sul processo di invecchiamento, ma sempre più spesso anche di monitorare gli interventi terapeutici e il loro effetto di ringiovanimento a livello cellulare. Negli ultimi anni, l'intelligenza artificiale è stata utilizzata per costruire orologi epigenetici sempre più precisi, in grado di mappare in modo differenziato i processi di invecchiamento in diversi tessuti e quindi di supportare decisioni diagnostiche e terapeutiche personalizzate.

L'uso dell'intelligenza artificiale sta aprendo nuovi orizzonti anche nel campo dello sviluppo dei farmaci. Analizzando automaticamente milioni di potenziali sostanze attive, è possibile identificare nuovi composti che hanno un effetto mirato sulle strutture bersaglio rilevanti per l'età. L'attenzione si concentra in particolare sui cosiddetti senolitici - sostanze in grado di eliminare in modo mirato l'invecchiamento, le cellule disfunzionali e infiammatorie - e sui modulatori metabolici che agiscono sugli equilibri energetici, sugli stati redox o sulle funzioni mitocondriali. Il vantaggio decisivo dell'identificazione supportata dall'intelligenza artificiale consiste nella possibilità di testare inizialmente queste sostanze attive completamente in silico, ossia simulandole al computer. Ciò riduce la dipendenza dalla sperimentazione animale, accorcia i tempi di sviluppo e riduce significativamente i costi. Esistono già oggi piattaforme supportate dall'intelligenza artificiale che generano nuove ipotesi terapeutiche in tempo reale, testano i composti per verificarne la tossicità e simulano il loro modo d'azione in un contesto cellulare.

Un altro aspetto lungimirante è l'uso dell'intelligenza artificiale per sviluppare approcci terapeutici personalizzati. Collegando i profili genetici ed epigenetici individuali con i parametri clinici, i fattori dello stile di vita e le condizioni ambientali, è possibile creare modelli che raccomandino strategie personalizzate per prolungare la vita e migliorare i risultati di salute di ciascun individuo. In questi sistemi, non solo i dati molecolari ma anche le informazioni digitali sulla salute, ad esempio quelle provenienti da sensori indossabili e app sanitarie, confluiscono nelle analisi in tempo reale. L'intelligenza artificiale sta diventando l'interfaccia centrale tra la biomedicina e la medicina digitale di precisione, con il potenziale non solo di comprendere meglio l'invecchiamento, ma anche di renderlo controllabile individualmente.

Nel complesso, vi sono indicazioni che l'intelligenza artificiale non dovrebbe essere vista solo come uno strumento metodologico, ma anche come parte integrante di una nuova medicina geriatrica guidata dai dati. Il suo utilizzo sta diventando sempre più la chiave per decifrare la complessità dei processi biologici di invecchiamento, per sviluppare farmaci e interventi innovativi e per creare un sistema sanitario preventivo e personalizzato che renda possibile la visione di una vita lunga e sana.

6.5 Approcci multi-omici per l'analisi olistica dei processi di invecchiamento

Una comprensione integrativa dell'invecchiamento cellulare può essere raggiunta solo se si considerano congiuntamente e sistematicamente i vari livelli molecolari di regolazione cellulare. La biologia dell'invecchiamento non è un processo isolato e lineare, ma un evento a più livelli basato su una moltitudine di cambiamenti molecolari che si verificano simultaneamente. Questi cambiamenti riguardano non solo l'informazione genetica in sé, ma soprattutto la sua regolazione dinamica sotto forma di trascrizione, traduzione, modifica, interazione e metabolizzazione. I cosiddetti approcci multiomici offrono un quadro metodologico innovativo che consente di registrare, analizzare e interpretare i processi di invecchiamento in tutta la loro complessità e articolazione.

La multiomica si riferisce all'analisi simultanea di diversi livelli molecolari, in particolare la genomica (struttura e variazioni genetiche), la trascrittomica (espressione genica), la proteomica (composizione e modifica delle proteine) e la metabolomica (prodotti metabolici e loro dinamica). Questi approcci sono sempre più integrati dall'epigenomica (metilazione del DNA, modifica degli istoni, architettura della cromatina) e dalle analisi di lipidomica, glicomica e microbioma. Ciascuno di questi livelli fornisce informazioni specifiche sullo stato, la funzione e l'età di una cellula, ma è solo attraverso il loro collegamento integrativo che emerge un quadro completo delle firme molecolari associate ai processi di invecchiamento. Queste firme non sono solo marcatori statici, ma rappresentano una rete funzionale che costituisce la base per le decisioni cellulari, ad esempio in materia di proliferazione, differenziazione, riparazione o apoptosi.

Analizzando questi profili multiomici tra tessuti giovani e vecchi, è possibile identificare con precisione i cambiamenti legati all'età. Questi cambiamenti includono, ad esempio, l'alterazione dell'espressione genica come risultato della deregolazione epigenetica, l'accumulo di proteine ripiegate in modo errato o non sufficientemente degradate, uno squilibrio dei metaboliti centrali e un'attività mitocondriale compromessa. Particolarmente importante è la capacità di distinguere tra processi di invecchiamento normali e sani e processi di invecchiamento patologici. Ciò consente di identificare i biomarcatori che possono fungere da indicatori precoci di malattie legate all'età, come il cancro, i disturbi cardiovascolari o le malattie neurodegenerative. Inoltre, questi marcatori costituiscono una base per lo sviluppo di interventi terapeutici mirati, ad esempio attraverso la modulazione dell'espressione genica, la regolazione degli enzimi o la riprogrammazione metabolica.

Un altro potenziale lungimirante di queste analisi risiede nella scoperta di meccanismi di compensazione attivi in individui o modelli animali particolarmente longevi. Si tratta di strategie molecolari che tamponano le conseguenze negative dello stress cellulare, dello stress ossidativo o dell'instabilità epigenetica. La decodifica di queste strategie - ad esempio analizzando i primati longevi, alcune specie di tartarughe o i cosiddetti super-vecchi nell'uomo - offre un accesso unico a programmi evolutivamente conservati che potrebbero essere utilizzati per scopi terapeutici mirati. Tali meccanismi potrebbero includere l'attivazione dell'autofagia, il mantenimento di una proteostasi stabile o la regolazione di popolazioni di cellule immunitarie longeve.

La visione a lungo termine della medicina dell'invecchiamento non è solo quella di comprendere queste firme molecolari come oggetti di ricerca, ma anche di trasferirle nella pratica clinica. L'integrazione dei dati multiomici con i parametri clinici - come i valori del sangue, i dati di imaging, i test funzionali o i dati sanitari raccolti digitalmente - consente di creare profili di invecchiamento personalizzati. In futuro, questi profili potrebbero consentire una previsione precisa dell'età biologica, del rischio di alcune malattie e dell'efficacia di interventi personalizzati. Ciò richiede non solo piattaforme tecniche per la generazione e l'integrazione dei dati, ma anche metodi avanzati di analisi computerizzata, come l'intelligenza artificiale e la modellazione di rete.

Nel complesso, la multiomica rappresenta una pietra miliare sulla strada della medicina geriatrica su base molecolare, preventiva e personalizzata. apre la possibilità non solo di descrivere l'età, ma anche di modularla attivamente, sulla base di una profonda comprensione dei suoi determinanti biologici e della capacità di intervenire sulla loro regolazione in modo mirato e differenziato.

6.6 Nanomedicina e rilascio mirato di farmaci

La modulazione mirata dei processi di invecchiamento cellulare rappresenta una delle maggiori sfide della moderna medicina geriatrica, in quanto molte sostanze terapeutiche sono efficaci in linea di principio, ma causano notevoli effetti collaterali a causa di una distribuzione non specifica nell'organismo o non raggiungono il sito bersaglio desiderato in concentrazione sufficiente. La nanomedicina apre prospettive completamente nuove in questo contesto, portando la precisione farmacologica a un livello senza precedenti. Al centro di questo sviluppo c'è la costruzione di sistemi di trasporto intelligenti - le cosiddette nanoparticelle - che consentono il rilascio selettivo, controllato e precisamente temporizzato di sostanze attive, preferibilmente in quei tessuti che sono interessati da cambiamenti cellulari legati all'età.

Queste nanoparticelle sono solitamente costituite da materiali biocompatibili come lipidi, polimeri, metalli o silicati, modificati in termini di dimensioni, superficie e composizione chimica in modo da poter interagire in modo specifico con cellule senescenti. Le cellule senescenti - caratterizzate da un arresto permanente del ciclo cellulare, da un'attività secretoria pro-infiammatoria e da una struttura di membrana alterata - offrono punti di partenza per un rilascio altamente selettivo dei farmaci, grazie alle loro specifiche molecole di superficie e al loro ambiente di pH alterato. Alcuni nanocarrier sono progettati per riconoscere recettori come SA-β-Gal o altri marcatori associati alla senescenza e si legano esclusivamente ad essi. Altri sistemi reagiscono al microambiente acido tipico delle cellule senescenti o associate ai tumori e rilasciano il loro contenuto solo in queste condizioni specifiche.

La gamma di possibili sostanze attive che possono essere trasportate attraverso questi sistemi è ampia. I senolitici - sostanze che uccidono specificamente le cellule senescenti senza danneggiare i tessuti vicini - sono attualmente oggetto di una ricerca particolarmente intensa. Queste sostanze hanno un elevato potenziale terapeutico, ad esempio nel trattamento della fibrosi legata all'età, delle malattie degenerative delle articolazioni o delle alterazioni cardiovascolari, ma comportano anche il rischio di tossicità sistemica se vengono somministrate in modo non specifico. I sistemi di trasporto nanomedici possono ridurre significativamente questo rischio, rilasciando i principi attivi solo dove le cellule senescenti sono effettivamente presenti.

Altrettanto promettente è l'uso di nanoparticelle per la somministrazione mirata di fattori di riprogrammazione, ad esempio sotto forma di mRNA di fattori di trascrizione, molecole epigeneticamente attive o mimetici di microRNA. La somministrazione controllata di tali sostanze può indurre un parziale ringiovanimento epigenetico senza aumentare i rischi di trasformazione cellulare incontrollata. In particolare, la combinazione di meccanismi di controllo fisico - come la navigazione magnetica o a ultrasuoni - e di targeting biologico consente un elevato grado di controllo terapeutico.

I nanocarrier possono essere utilizzati anche per veicolare in modo mirato agenti antiossidanti destinati a contrastare l'infiammazione cronica e lo stress ossidativo causati dalle cellule senescenti nei tessuti degenerativi. Ciò è particolarmente importante per gli organi con un elevato stress ossidativo, come il cuore, i polmoni, il fegato o il cervello. I primi studi preclinici su modelli animali dimostrano che queste terapie non solo rallentano il danno agli organi, ma possono addirittura avviare processi rigenerativi, in particolare attraverso la riattivazione di nicchie di cellule staminali e la riduzione delle vie di segnalazione infiammatorie.

Un altro campo di applicazione promettente è l'oncologia, dove le cellule senescenti spesso rimangono nel tessuto come cellule persistenti e pro-infiammatorie dopo la chemioterapia o la radioterapia e rappresentano un aumento del rischio di recidiva. I sistemi nanomedici possono essere utilizzati per eliminare in modo specifico queste cellule e ridurre così il rischio di recidiva del tumore. Le nanoparticelle vengono ora utilizzate anche nella rigenerazione del tessuto nervoso, ad esempio per il rilascio mirato di fattori neurotrofici, per promuovere la rigenerazione degli assoni o per modulare le reazioni infiammatorie dei neuroni. In futuro, tali sistemi potrebbero svolgere un ruolo chiave anche nelle malattie neurodegenerative associate all'età, come l'Alzheimer o il Parkinson.

A lungo termine, si prevede che la nanomedicina diventerà parte integrante della medicina geriatrica orientata alla precisione. Grazie alla combinazione di targeting, rilascio controllato e somministrazione minimamente invasiva, i sistemi nanomedici offrono una serie di strumenti altamente differenziati per modulare i processi di invecchiamento cellulare. La visione di una somministrazione di farmaci intelligenti e personalizzati non solo per l'organismo nel suo complesso, ma anche per le singole popolazioni cellulari, è quindi a portata di mano. Il futuro della medicina geriatrica potrebbe quindi essere non solo personalizzato, ma anche specifico per ogni tipo di cellula e controllato dalle nanotecnologie: un cambiamento di paradigma che ha il potenziale di trasformare radicalmente la farmacoterapia tradizionale.

6.7 Modulazione delle firme microbiche per il ringiovanimento cellulare

Negli ultimi anni il microbioma, costituito da trilioni di microrganismi che vivono all'interno e sul corpo umano, si è trasformato da campo di ricerca periferico ad argomento centrale della scienza biomedica. Originariamente studiato principalmente nel contesto della fisiologia dell'apparato digerente, è stato poi dimostrato che il microbioma svolge un ruolo fondamentale in quasi tutte le aree della salute umana, dalla funzione immunitaria all'equilibrio ormonale e all'attività neuronale. Particolarmente importante è la consapevolezza che il microbioma non è solo uno sfondo passivo, ma deve essere inteso come una componente dinamica e regolatrice dell'organismo umano, la cui composizione e funzione ha un profondo effetto sui processi di invecchiamento cellulare.

La composizione microbica cambia in modo significativo con l'aumentare dell'età. La diversità, cioè la varietà di microbi che colonizzano l'intestino, in molti casi diminuisce. Allo stesso tempo, si registra un aumento relativo dei germi patogeni, che rilasciano sostanze pro-infiammatorie e possono indebolire la barriera mucosale intestinale. Particolarmente evidente è la diminuzione di alcuni ceppi batterici come *Faecalibacterium prausnitzii* o *Akkermansia muciniphila*, noti per le loro proprietà immunomodulanti, antinfiammatorie e di regolazione del metabolismo. Questi cambiamenti sono spesso accompagnati da un aumento sistemico dell'infiammazione cronica di basso grado, un fenomeno noto come "invecchiamento infiammatorio" o "inflammaging", considerato un fattore chiave di molte malattie associate all'età, tra cui l'aterosclerosi, il diabete di tipo 2, le malattie neurodegenerative e il cancro.

Le interazioni tra il microbioma e l'invecchiamento cellulare sono complesse e bidirezionali. Da un lato, il microbioma influenza direttamente l'omeostasi cellulare attraverso i suoi metaboliti, i suoi componenti strutturali e le sue interazioni immunitarie. Dall'altro lato, i processi di invecchiamento dei tessuti, ad esempio del sistema immunitario o della barriera intestinale, portano a condizioni ambientali alterate, che a loro volta influenzano la composizione del microbioma. Un esempio chiave di questa interazione sono i cosiddetti acidi grassi a vita breve, in particolare butirrato, propionato e acetato, prodotti dalla fermentazione microbica delle fibre alimentari. Questi metaboliti non agiscono solo localmente nell'intestino, ma hanno anche effetti sistemici, ad esempio attraverso la modulazione epigenetica dell'acetilazione degli istoni, influenzando il metabolismo energetico mitocondriale o stabilizzando la barriera ematoencefalica.

In questo contesto, negli ultimi anni sono emersi diversi approcci terapeutici che mirano a modulare in modo specifico il microbioma per influenzare positivamente i processi di invecchiamento. Una strategia centrale è l'uso personalizzato di probiotici, ovvero microrganismi vivi somministrati in modo mirato per ripristinare l'equilibrio del microbioma. La ricerca sta andando sempre più oltre i classici probiotici come *il Lactobacillus* o il *Bifidobacterium* e sta studiando ceppi batterici specifici e personalizzati che sono associati a determinate firme molecolari dell'invecchiamento.

Un altro approccio promettente è il trapianto fecale, in cui l'intero microbioma di un donatore sano, solitamente più giovane, viene trasferito a un ricevente anziano o disbiotico. Gli studi iniziali su modelli animali e le segnalazioni di singoli casi nell'uomo indicano che questo metodo può non solo ripristinare la diversità del microbioma, ma anche migliorare i deficit cognitivi, immunologici e metabolici legati all'età. Tuttavia, l'applicazione a lungo termine di questi interventi dipende dalla definizione di protocolli sicuri e standardizzati e dall'esatta caratterizzazione delle comunità microbiche trasferite.

Anche l'uso di prebiotici mirati - cioè sostanze che favoriscono la crescita di determinati batteri benefici - è oggetto di intense ricerche. Selezionando specifiche fibre alimentari o componenti funzionali degli alimenti, è possibile stimolare in modo mirato la produzione di metaboliti salutari. L'attenzione non si concentra solo sulla promozione quantitativa dei batteri "buoni", ma anche sulla modulazione qualitativa della loro attività metabolica e dell'interazione con l'organismo ospite.

A lungo termine, la regolazione del microbioma potrebbe diventare parte integrante della medicina integrativa dell'invecchiamento basata sulla biologia dei sistemi. Combinando la diagnostica microbiologica con dati multi-omici - come i profili del genoma, del metaboloma o dell'epigenoma - i processi di invecchiamento individuali possono essere registrati con precisione e accompagnati terapeuticamente. In questo contesto, il microbioma è visto non solo come un bersaglio, ma anche come una leva terapeutica attiva - una rete biologica la cui influenza mirata potrebbe consentire il passaggio da un trattamento reattivo delle malattie a una sanità preventiva e rigenerativa. Questo porta alla visione di una medicina geriatrica olisticamente intesa che combina dimensioni molecolari, immunologiche, metaboliche e microbiologiche.

6.8 Bibliografia (Capitolo 6)

Belmonte, J. C. I., Callaway, E. M., Caddick, S. J., Church, G. M., Feng, G., Homanics, G. E., ... & Zhang, F. (2015). Cervelli, geni e primati. *Neuron*, 86(3), 617-631. https://doi.org/10.1016/j.neuron.2015.03.021

Brunet, A., Berger, S. L., Gruppo di lavoro Epigenomica dell'invecchiamento e Programma NIH Roadmap Epigenomics. (2021). Epigenetica dell'invecchiamento e della longevità. *Cell*, 184(12), 3088-3100. https://doi.org/10.1016/j.cell.2021.04.017

Conboy, I. M. e Rando, T. A. (2012). Parabiosi eterocronica per lo studio degli effetti dell'invecchiamento sulle cellule staminali e le loro nicchie. *Cell Cycle*, 11(12), 2260-2267. https://doi.org/10.4161/cc.20431

Huang, Y. e Bickel, P. J. (2021). L'apprendimento automatico nella ricerca sull'invecchiamento. *Nature Aging*, 1(4), 327-335. https://doi.org/10.1038/s43587-021-00051-7

Kowalczyk, M. S., Tirosh, I., Heckl, D., Rao, T. N., Dixit, A., Haas, B. J., ... & Regev, A. (2015). L'RNA-seq a singola cellula rivela cambiamenti nei programmi di ciclo cellulare e differenziazione durante l'invecchiamento delle cellule staminali ematopoietiche. *Genome Research*, 25(12), 1860-1872. https://doi.org/10.1101/gr.192237.115

Lehallier, B., Gate, D., Schaum, N., Nanasi, T., Lee, S. E., Yousef, H., ... & Wyss-Coray, T. (2019). Cambiamenti ondulatori nei profili del proteoma plasmatico umano nel corso della vita. *Nature Medicine*, 25(12), 1843-1850. https://doi.org/10.1038/s41591-019-0673-2

Lu, Y., Brommer, B., Tian, X., Krishnan, A., Meer, M., Wang, C., ... & Sebastiano, V. (2020). Riprogrammazione per recuperare le informazioni epigenetiche giovanili e ripristinare la vista. *Nature*, 588(7836), 124-129. https://doi.org/10.1038/s41586-020-2975-4

Ocampo, A., Reddy, P., Martinez-Redondo, P., Platero-Luengo, A., Hatanaka, F., Hishida, T., ... & Izpisua Belmonte, J. C. (2016). Miglioramento in vivo delle caratteristiche associate all'età mediante riprogrammazione parziale. *Cell*, 167(7), 1719-1733.e12. https://doi.org/10.1016/j.cell.2016.11.052

Riera, C. E., Dillin, A. (2015). Ribaltamento della bilancia metabolica verso la longevità. *Cell Metabolism*, 23(6), 970-979. https://doi.org/10.1016/j.cmet.2015.05.007

Zhou, Y., Wu, H., Zhao, M., Chang, C. e Lu, Q. (2021). I ruoli emergenti del microbioma nelle malattie autoimmuni, nei disturbi neurodegenerativi e nell'invecchiamento. *Aging and Disease*, 12(4), 1058-1076. https://doi.org/10.14336/AD.2021.0107

7. Studi clinici e progressi traslazionali

Negli ultimi anni i risultati della ricerca sull'invecchiamento molecolare hanno trovato sempre più spazio nella ricerca clinica. Mentre molti approcci sono stati inizialmente sperimentati in modelli animali, ora è stato avviato un numero crescente di studi per verificare la trasferibilità di questi risultati all'uomo. Questo passaggio dal laboratorio alla pratica clinica - noto come traslazione - è un passo essenziale sulla via della creazione di una medicina geriatrica basata sull'evidenza. Non si tratta solo della sicurezza e dell'efficacia di nuove sostanze, ma anche dell'identificazione di marcatori diagnostici affidabili che rendano misurabile il successo terapeutico. Diverse strategie per influenzare l'invecchiamento cellulare sono attualmente in varie fasi di sperimentazione clinica. Esse comprendono interventi farmacologici, cellulari, comportamentali e combinati che mirano ad arrestare il declino funzionale legato all'età, a prolungare la durata della salute e a prevenire o trattare specifiche malattie legate all'età.

7.1 Panoramica degli studi clinici in corso

In tutto il mondo sono stati registrati numerosi studi che mirano specificamente alla modulazione dei processi di invecchiamento cellulare. L'attenzione è rivolta in particolare ai senolitici, sostanze attive che eliminano in modo specifico le cellule senescenti. La combinazione di dasatinib, un inibitore della tirosin-chinasi, e quercetina, un polifenolo vegetale, è stata testata in diversi studi clinici per il trattamento della fibrosi polmonare idiopatica, della malattia renale cronica e dell'osteoartrite. I primi risultati mostrano che la combinazione è ben tollerata e può portare a miglioramenti funzionali, ad esempio nella distanza percorsa a piedi, nella funzione renale o nei parametri infiammatori.

Il flavonoide fisetina è attualmente oggetto di studi clinici, anche nell'ambito dello studio AFFIRM-LITE, in cui vengono trattati anziani con malattie croniche per determinare l'effetto sul carico infiammatorio e sulle prestazioni fisiche. Sono in corso studi paralleli sull'effetto della metformina, un farmaco antidiabetico consolidato, che nelle osservazioni epidemiologiche è associato a una riduzione della morbilità e della mortalità. Lo studio TAME ("Targeting Aging with Metformin") intende chiarire se la metformina abbia effettivamente un effetto di modulazione dell'età, indipendentemente dalla sua influenza sulla glicemia.

7.2 Applicazioni di successo nell'uomo

Anche se molte terapie per rallentare l'invecchiamento cellulare sono ancora in fase di sperimentazione clinica, esistono già singole aree di applicazione in cui sono stati documentati i primi successi terapeutici nell'uomo. Ad esempio, uno studio pilota ha dimostrato che la somministrazione di un triplo protocollo combinato di ormone della crescita, metformina e DHEA (deidroepiandrosterone) ha portato a un ringiovanimento misurabile dell'età epigenetica. Si tratta di uno dei primi cambiamenti reversibili dell'età biologica nell'uomo finora documentati.

Nel campo della terapia con cellule staminali, sono stati fatti progressi nelle malattie degenerative delle articolazioni, dove le cellule staminali mesenchimali sono state utilizzate specificamente per la rigenerazione dei tessuti. Gli studi iniziali sull'uso di precursori del NAD^+ - come il mononucleotide di nicotinammide (NMN) o il riboside di nicotinammide (NR) - hanno anche mostrato effetti positivi sui parametri metabolici, sulla forza muscolare e sulle funzioni cognitive in soggetti anziani. Anche se mancano dati a lungo termine, questi risultati indicano un potenziale reale per interventi che modifichino l'età.

7.3 Fattori limitanti e aspetti di sicurezza

Nonostante il significativo aumento del numero di studi scientifici negli ultimi anni che si sono concentrati sulle terapie che modulano l'età, la loro applicazione clinica rimane irta di una serie di sfide fondamentali, alcune delle quali sono ancora irrisolte. Una delle difficoltà principali deriva dall'ambiguità biologica e dalla ridondanza funzionale di molte vie di segnalazione molecolare associate all'invecchiamento cellulare. Queste vie di segnalazione non sono solo coinvolte nei processi di invecchiamento biologico, ma svolgono anche funzioni essenziali nella soppressione dei tumori, nel mantenimento dell'omeostasi tissutale e nella risposta immunitaria agli agenti patogeni esterni. Qualsiasi intervento terapeutico mirato a queste vie di segnalazione comporta quindi il rischio intrinseco di alterare l'equilibrio di questi sistemi vitali. In particolare, le modifiche genetiche o epigenetiche possono portare a processi di riprogrammazione non voluti, che a loro volta potrebbero portare a trasformazioni maligne e quindi aumentare il rischio di cancro a lungo termine.

Inoltre, la marcata eterogeneità interindividuale dell'invecchiamento umano rende difficile un controllo terapeutico preciso. Le persone non solo invecchiano a ritmi diversi, ma anche in modi diversi, il che si riflette sia sulla funzione che sulla firma molecolare dei loro tessuti. Fattori come la predisposizione genetica, le condizioni ambientali, l'alimentazione, l'attività fisica e le malattie croniche contribuiscono in modo significativo alla complessità del processo di invecchiamento. Questa diversità non solo rende difficile lo sviluppo di marcatori diagnostici universalmente applicabili, ma rappresenta anche un ostacolo considerevole allo sviluppo di concetti terapeutici standardizzati su . Mentre gli approcci terapeutici personalizzati si stanno sempre più affermando in oncologia o in cardiologia, la medicina geriatrica si trova ancora in una fase iniziale, in cui le strategie differenziate e specifiche per il paziente stanno appena iniziando a essere studiate.

Un altro problema fondamentale è la mancanza di studi clinici su larga scala e metodologicamente solidi. Sebbene esistano numerosi dati preclinici promettenti provenienti da modelli animali e studi clinici pilota iniziali nell'uomo, mancano studi a lungo termine randomizzati e controllati con placebo che valutino sistematicamente non solo gli effetti molecolari o funzionali a breve termine, ma anche la sicurezza e l'efficacia a lungo termine. Tuttavia, tali studi sarebbero essenziali per valutare l'effettiva rilevanza delle terapie che modulano l'età per la salute umana e allo stesso tempo identificare i potenziali rischi per l'individuo e il sistema sanitario pubblico.

Un ostacolo normativo deriva anche dalla classificazione legale e medica dell'invecchiamento come processo biologico naturale, che per definizione non è considerato una condizione patologica. Questa classificazione significa che le sostanze che modificano l'età non possono essere autorizzate come farmaci in senso tradizionale, a meno che non siano utilizzate per trattare malattie specifiche. Poiché il quadro normativo non è attualmente orientato verso terapie preventive volte a rallentare o invertire i processi di invecchiamento biologico, lo sviluppo e la sperimentazione clinica di tali sostanze sono particolarmente complessi. A meno che queste condizioni quadro non vengano adattate, sarà difficile per le aziende che si occupano di ricerca giustificare gli investimenti nello sviluppo di farmaci che modulano l'età, soprattutto in considerazione dei costi elevati degli studi clinici e dell'incertezza che circonda l'autorizzazione all'immissione in commercio.

In futuro, sarà necessario stabilire nuovi paradigmi sia a livello scientifico che normativo che rendano giustizia alla complessità dell'invecchiamento e permettano di considerare le terapie che modulano l'età non solo come concetti visionari, ma come parte integrante della medicina preventiva del futuro. Ciò richiederà una stretta integrazione tra biologia molecolare, ricerca clinica, etica ed economia sanitaria, al fine di applicare questi promettenti approcci in un contesto responsabile.

7.4 Dai topi all'uomo: Trasferibilità dei risultati degli esperimenti sugli animali

Un problema metodologico fondamentale della moderna ricerca sull'invecchiamento è la limitata trasferibilità dei risultati degli studi sugli animali all'organismo umano. Sebbene in vari modelli animali, in particolare nei topi di laboratorio, sia stato possibile ottenere un significativo prolungamento della vita e un ritardo nelle patologie legate all'età attraverso modifiche genetiche mirate o interventi farmacologici, la trasferibilità di questi risultati all'uomo rimane largamente inadeguata. Ciò è dovuto non solo alla notevole complessità fisiologica del corpo umano, ma anche al fatto che la durata della vita umana è molte volte superiore a quella dei normali animali da laboratorio, il che rende quasi impossibile la scalabilità lineare dei processi biologici.

Inoltre, lo sviluppo delle malattie associate all'età nell'uomo è soggetto a una genesi decisamente multicausale che include fattori genetici, epigenetici, metabolici, immunologici, ambientali e legati allo stile di vita in un'interazione estremamente complessa. Mentre i topi di laboratorio sono spesso geneticamente quasi identici e sono tenuti in condizioni rigorosamente controllate e prive di patogeni, la realtà della vita umana è caratterizzata da una moltitudine di variabili individuali che influenzano in modo significativo non solo l'invecchiamento stesso, ma anche la risposta agli interventi terapeutici. La conseguente divergenza tra l'ambiente controllato di laboratorio e lo stile di vita umano reale rende molto più difficile l'applicazione diretta dei risultati degli esperimenti sugli animali alla pratica clinica.

Nonostante queste limitazioni, gli studi sugli animali hanno indubbiamente dato un contributo indispensabile alla comprensione fondamentale dell'invecchiamento biologico. Hanno identificato meccanismi centrali come l'accorciamento dei telomeri, la disfunzione mitocondriale, i cambiamenti infiammatori, le modifiche epigenetiche e la senescenza cellulare, considerati processi chiave dell'invecchiamento. Queste scoperte costituiscono la base per lo sviluppo di strategie terapeutiche mirate alla modulazione di questi processi. Senza la possibilità di testare le ipotesi biologiche in modelli animali, la conoscenza odierna della biologia molecolare dell'invecchiamento e delle potenziali strutture terapeutiche target sarebbe inconcepibile.

Alla luce dei limiti metodologici dei classici modelli animali, la ricerca sull'invecchiamento si affida sempre più ad approcci innovativi per colmare il divario tra la ricerca di base preclinica e l'applicazione clinica. I cosiddetti modelli umanizzati, in cui geni, cellule o tessuti umani sono integrati in organismi animali per aumentare la rilevanza dei risultati per l'uomo, svolgono un ruolo importante. Inoltre, vengono sempre più utilizzati gli organoidi tridimensionali, ovvero strutture tissutali generate da cellule staminali che riproducono alcuni organi umani in miniatura e consentono una comprensione più differenziata delle interazioni cellulari associate all'invecchiamento.

Questo canone di metodi è integrato da sistemi avanzati di simulazione computerizzata che si basano su ampie serie di dati biologici e sono in grado di modellare interazioni complesse tra molecole, cellule e tessuti. Tali modelli digitali offrono la possibilità di testare virtualmente gli effetti dei farmaci, di identificare i potenziali effetti collaterali in una fase precoce e di simulare individualmente diverse strategie di intervento nel senso di un gemello digitale. In combinazione con i metodi high-throughput, l'intelligenza artificiale e la biologia dei sistemi, si sta creando una nuova generazione di approcci alla ricerca traslazionale che potrebbe consentire una previsione più precisa dell'efficacia e della tollerabilità delle terapie che modificano l'età nell'uomo a lungo termine.

In questo contesto, si può ipotizzare che la futura ricerca sull'invecchiamento debba essere sempre più interdisciplinare. Solo attraverso una stretta collaborazione tra biologia molecolare, bioinformatica, medicina dei sistemi e ricerca clinica sarà possibile colmare il divario traslazionale tra i modelli animali e la medicina umana e trasferire le terapie che modificano l'età dalla fase sperimentale alle cure mediche di routine. Questo sviluppo rappresenta non solo una sfida scientifica, ma anche una sfida sociale che richiede un profondo ripensamento della politica di ricerca, delle pratiche di autorizzazione e dell'etica.

7.5 Bibliografia (Capitolo 7)

Alcendor, R. R. (2020). I senolitici per il ringiovanimento delle disfunzioni cardiovascolari legate all'invecchiamento: hype o speranza? *Geroscience*, 42(4), 1115-1125.
https://doi.org/10.1007/s11357-020-00204-w

Baker, D. J., Childs, B. G., Durik, M., Wijers, M. E., Sieben, C. J., Zhong, J., ... & van Deursen, J. M. (2016). Le cellule p16Ink4a-positive presenti in natura accorciano la durata della vita sana. *Nature*, 530(7589), 184-189.
https://doi.org/10.1038/nature16932

Barzilai, N., Crandall, J. P., Kritchevsky, S. B., & Espeland, M. A. (2016). La metformina come strumento per colpire l'invecchiamento. *Cell Metabolism*, 23(6), 1060-1065. https://doi.org/10.1016/j.cmet.2016.05.011

Justice, J. N., Nambiar, A. M., Tchkonia, T., LeBrasseur, N. K., Pascual, R., Hashmi, S. K., ... & Kirkland, J. L. (2019). Senolitici nella fibrosi polmonare idiopatica: risultati di uno studio pilota in aperto, first-in-human. *EBioMedicine*, 40, 554-563. https://doi.org/10.1016/j.ebiom.2018.12.052

Longo, V. D. e Antebi, A. (2021). Geroscienza traslazionale: una nuova frontiera. *Nature Aging*, 1(1), 6-9. https://doi.org/10.1038/s43587-020-00008-4

Mills, K. F., Yoshida, S., Stein, L. R., Grozio, A., Kubota, S., Sasaki, Y., ... & Imai, S. (2016). La somministrazione a lungo termine di nicotinamide mononucleotide attenua il declino fisiologico associato all'età nei topi. *Cell Metabolism*, 24(6), 795-806. https://doi.org/10.1016/j.cmet.2016.09.013

Rebo, J., Mehdipour, M., Gathwala, R., Causey, K., Liu, Y., Conboy, M. J., & Conboy, I. M. (2016). Un singolo scambio di sangue eterocronico rivela una rapida inibizione di più tessuti da parte del sangue vecchio. *Nature Communications*, 7, 13363. https://doi.org/10.1038/ncomms13363

Tchkonia, T., & Kirkland, J. L. (2018). Strategie traslazionali nell'invecchiamento e nelle malattie legate all'età. *Nature Medicine*, 24(6), 727-730. https://doi.org/10.1038/s41591-018-0082-6

Villeda, S. A., Plambeck, K. E., Middeldorp, J., Castellano, J. M., Mosher, K. I., Luo, J., ... & Wyss-Coray, T. (2014). Il sangue giovane inverte i danni legati all'età nella funzione cognitiva e nella plasticità sinaptica nei topi. *Nature Medicine*, 20(6), 659-663. https://doi.org/10.1038/nm.3569

Zhang, H., Ryu, D., Wu, Y., Gariani, K., Wang, X., Luan, P., ... & Auwerx, J. (2016). La deplezione di NAD^+ migliora la funzione mitocondriale e delle cellule staminali e aumenta la durata della vita nei topi. *Science*, 352(6292), 1436-1443. https://doi.org/10.1126/science.aaf2693

8. Prospettive etiche, sociali ed economiche

La prospettiva di influenzare in modo specifico l'invecchiamento cellulare e quindi di rallentare, arrestare o addirittura invertire i processi di invecchiamento apre opportunità mediche e tecnologiche di vasta portata. Allo stesso tempo, solleva una serie di complesse questioni etiche, sociali ed economiche che vanno oltre la dimensione scientifica. In un momento in cui le innovazioni mediche si sviluppano rapidamente e i confini tra terapia, ottimizzazione e potenziamento diventano sempre più labili, è essenziale una riflessione critica sulle implicazioni degli interventi di modulazione dell'invecchiamento cellulare. La sezione seguente evidenzia le principali aree di discussione derivanti dall'applicazione di queste tecnologie a livello individuale, sociale e globale.

8.1 Problemi etici dell'estensione della vita e del ringiovanimento

Il prolungamento mirato della durata della vita tocca questioni fondamentali dell'esistenza umana: cosa significa invecchiare? L'invecchiamento è una parte naturale della vita o una malattia da curare? Influenzare l'invecchiamento cellulare scuote le nozioni consolidate di cicli vitali, biografia e finitezza. I critici avvertono che la ricerca dell'immortalità biologica potrebbe portare a una svalutazione dell'invecchiamento naturale e a una svalutazione della morte. Altri vedono questo come un progresso etico, in quanto si potrebbero evitare sofferenze inutili, rafforzare l'autonomia dell'individuo e sviluppare ulteriormente il potenziale umano.

La distinzione tra trattamento medico legittimo e auto-ottimizzazione discutibile rappresenta una sfida particolare. Mentre il trattamento delle malattie legate all'età è ampiamente accettato, l'uso profilattico di terapie che modulano l'età - in particolare in individui sani - è oggetto di un dibattito critico. Inoltre, ci sono questioni di consenso informato, in particolare nel caso di interventi genetici o cellulari complessi, i cui effetti a lungo termine non possono essere adeguatamente valutati.

8.2 Disuguaglianze nella disponibilità di terapie modulanti l'età

Un problema etico centrale riguarda la questione dell'equità nell'accesso alle nuove terapie. L'accesso a servizi sanitari di alta qualità è già distribuito in modo estremamente diseguale in tutto il mondo. C'è il rischio concreto che queste disuguaglianze vengano ulteriormente esacerbate da procedure anti-invecchiamento altamente specializzate e costose. Le fasce ricche della popolazione potrebbero permettersi la longevità, mentre le persone più povere sarebbero lasciate sole con le conseguenze negative dell'invecchiamento. C'è il rischio che emerga una "società biologica a due livelli", in cui le differenze non solo sociali ma anche fisiologiche diventeranno ancora più pronunciate.

La regolamentazione e il controllo politico di questi sviluppi saranno un compito fondamentale in futuro. Le questioni del finanziamento solidale, della priorità nel sistema sanitario e dell'accessibilità globale diventeranno ancora più importanti con l'affermarsi della medicina geriatrica cellulare. Le organizzazioni internazionali come l'OMS, ma anche i consigli etici nazionali, dovranno svolgere un ruolo importante.

8.3 Impatto economico sui sistemi sanitari e sociali

Le implicazioni economiche delle terapie che modulano l'età sono ambivalenti. Da un lato, promettono un notevole potenziale di risparmio: se l'insorgenza delle malattie croniche può essere ritardata o prevenuta del tutto, la spesa per l'assistenza, i farmaci e l'ospedalizzazione potrebbe essere drasticamente ridotta. La produttività e l'indipendenza in età avanzata aumenterebbero, il che a sua volta potrebbe alleggerire l'onere dei sistemi di sicurezza sociale. In questo scenario, l'invecchiamento non è più visto come un fattore di costo inevitabile, ma come un processo che può essere modellato e che comporta benefici economici per la salute.

D'altra parte, la ricerca, lo sviluppo e l'applicazione di nuove terapie comportano inizialmente costi considerevoli.

Farmaci altamente specializzati, trattamenti genici o cellulari individualizzati e procedure diagnostiche di supporto sono costosi e ad alta intensità di capitale. C'è il rischio che il sistema sanitario si concentri su costose tecnologie all'avanguardia, trascurando le tradizionali strategie di prevenzione o i servizi di assistenza a bassa soglia. Potrebbe anche aumentare la pressione sugli anziani affinché si curino per rimanere produttivi - uno sviluppo che creerebbe nuove forme di discorso sull'età e di aspettativa sociale.

8.4 Il transumanesimo e le implicazioni filosofiche

La possibilità di controllare in modo specifico il processo di invecchiamento tocca non da ultimo questioni di antropologia filosofica. Gli esseri umani si definiscono tradizionalmente per la loro finitezza, per la limitazione del loro tempo sulla terra, per la caducità e la morte. Il transumanesimo, come movimento filosofico-tecnologico, mette radicalmente in discussione questa idea. Si batte per superare i limiti biologici e per uno stato "postumano" in cui l'evoluzione biologica è sostituita dall'autoprogettazione tecnica.

Il ringiovanimento mirato o addirittura la potenziale immortalità non rappresentano solo una sfida in termini di tecnologia medica, ma anche dal punto di vista culturale, psicologico e spirituale. Che cosa significa per la nostra immagine di sé se l'età e la morte non sono più un dato di fatto? Quale sarebbe l'impatto di un mondo in cui alcune persone vivono molto più a lungo di altre? Quali responsabilità hanno gli individui e le società se la vita può essere prolungata in linea di principio?

Queste domande lo dimostrano: Influenzare l'invecchiamento cellulare non è solo un progetto biologico, ma anche profondamente normativo. Richiede un dibattito interdisciplinare in cui medicina, etica, sociologia, filosofia e politica abbiano pari voce in capitolo. Solo così è possibile creare un approccio sostenibile e responsabile a una delle innovazioni più importanti del nostro tempo.

8.5 Bibliografia (Capitolo 8)

Binstock, R. H. (2004). La guerra alla "medicina anti-invecchiamento". *Il Gerontologo*, 44(3), 305-311.
https://doi.org/10.1093/geront/44.3.305

Caplan, A. L. (2005). La morte come processo innaturale: perché è sbagliato cercare una cura per l'invecchiamento? *EMBO Reports*, 6(S1), S72-S75.
https://doi.org/10.1038/sj.embor.7400437

Daniels, N. (2008). Just health: soddisfare in modo equo i bisogni di salute. Cambridge University Press.

Fukuyama, F. (2002). *Il nostro futuro post-umano: conseguenze della rivoluzione biotecnologica*. Farrar, Straus e Giroux.

Juengst, E. T., Binstock, R. H., Mehlman, M. J., Post, S. G., & Whitehouse, P. J. (2003). Biogerontologia, "medicina anti-invecchiamento" e le sfide del miglioramento umano. *Rapporto del Centro Hastings*, 33(4), 21-30. https://doi.org/10.2307/3528430

Kass, L. R. (2001). L'Chaim e i suoi limiti: perché non l'immortalità? *First Things*, 113, 17-24.

Kirkland, J. L., & Tchkonia, T. (2017). Senescenza cellulare: una prospettiva traslazionale. *EBioMedicine*, 21, 21-28. https://doi.org/10.1016/j.ebiom.2017.04.013

Olshansky, S. J., Perry, D., Miller, R. A., & Butler, R. N. (2007). Perseguire il dividendo della longevità: obiettivi scientifici per un mondo che invecchia. *Annali dell'Accademia delle Scienze di New York*, 1114(1), 11-13. https://doi.org/10.1196/annals.1396.023

Schweda, M., Pfaller, L., Adloff, F., & Kroll, C. (2017). *Invecchiamento e natura umana: prospettive dall'antropologia filosofica e dalla bioetica*. Springer.

Tirosh-Samuelson, H., & Mossman, K. (Eds.). (2012). *Costruire esseri umani migliori? Rifocalizzare il dibattito sul transumanesimo*. Peter Lang.

Turner, L. (2004). Bioetica in un mondo multiculturale: medicina e moralità in contesti pluralistici. *Analisi dell'assistenza sanitaria*, 12(3), 205-217. https://doi.org/10.1023/B:HCAN.0000041182.86670.62

150

9. Campi di ricerca e visioni future

Nonostante i notevoli progressi, la ricerca sull'invecchiamento cellulare è ancora all'inizio della sua maturità traslazionale. Le scoperte degli ultimi decenni hanno scosso radicalmente la nozione scientifica di età come destino biologico immutabile. Al contrario, sta emergendo sempre più un quadro in cui l'invecchiamento sembra essere un processo che può essere regolato e potenzialmente influenzato. La ricerca futura non si concentrerà quindi solo sul perfezionamento dei metodi e degli agenti esistenti, ma anche sullo sviluppo di strategie integrative che combinino componenti molecolari, sistemiche, tecnologiche e sociali. Queste visioni spaziano dalla medicina preventiva anti-invecchiamento e dalla terapia combinata per il ringiovanimento sistemico a scenari ambiziosi di invecchiamento controllabile o addirittura reversibile.

9.1 Ringiovanimento cellulare come medicina preventiva

Un approccio lungimirante che sta acquisendo sempre più rilevanza scientifica e politica sanitaria è l'integrazione della diagnostica dell'invecchiamento cellulare nelle cure mediche preventive. L'obiettivo non è più solo quello di trattare le malattie legate all'età allo stadio clinicamente manifesto, ma piuttosto di riconoscere precocemente il processo di invecchiamento stesso come fattore di rischio primario per una serie di malattie croniche, di monitorarlo in modo specifico e di influenzarlo terapeuticamente. Questo paradigma si basa sulla consapevolezza che l'invecchiamento biologico è un processo dinamico, misurabile e potenzialmente modulabile, il cui decorso varia notevolmente da individuo a individuo e inizia decenni prima della comparsa dei sintomi clinici dei cambiamenti patologici.

L'implementazione pratica di questo modello richiede lo sviluppo e la validazione di biomarcatori altamente sensibili e standardizzati, in grado di determinare con precisione l'età biologica di un individuo rispetto all'età cronologica. Tali biomarcatori non solo dovrebbero essere applicabili e riproducibili in diversi tessuti, ma dovrebbero anche offrire un chiaro valore prognostico per quanto riguarda la futura perdita di funzionalità, i rischi di malattia e la qualità della vita. I marcatori epigenetici, in particolare i modelli di metilazione del DNA, sono attualmente considerati particolarmente promettenti, in quanto rappresentano una firma cumulativa dei processi di invecchiamento biologico e indicano già le prime possibilità di applicazione clinica sotto forma dei cosiddetti orologi epigenetici. Inoltre, i metodi di misurazione basati sui telomeri, le firme infiammatorie, i profili metabolici e i marcatori della senescenza cellulare o della disfunzione mitocondriale potrebbero essere utilizzati per creare un profilo di età il più possibile completo e differenziato.

In combinazione con screening epigenetici regolari, esami multimodali della salute e la creazione di profili di rischio personalizzati basati su dati genetici, biologici molecolari, metabolici e legati allo stile di vita, potrebbe emergere un nuovo modello di prevenzione che amplia radicalmente la medicina preventiva tradizionale. In questo modello, la salute non sarebbe più intesa come uno stato dicotomico che o è presente o è perduto, ma come un equilibrio continuo che può essere riconosciuto precocemente quando è disturbato e stabilizzato in modo mirato. Ciò apre la possibilità di avviare interventi preventivi - attraverso l'alimentazione, l'esercizio fisico, la modulazione di farmaci, approcci terapeutici epigenetici o nuove procedure cellulari - non in modo reattivo quando è presente un rischio, ma in modo proattivo sulla base di un profilo di età che si sviluppa dinamicamente.

Un tale approccio di prevenzione individualizzata potrebbe non solo migliorare significativamente la qualità della vita in età avanzata e ridurre l'incidenza delle malattie croniche, ma anche alleggerire l'onere del sistema sanitario a lungo termine, spostando l'attenzione dal trattamento ad alta intensità di costi delle malattie ormai manifeste alla prevenzione economicamente vantaggiosa dei danni strutturali e funzionali. Allo stesso tempo, questo modello richiederebbe una fondamentale rivalutazione dell'immagine della medicina, in cui l'invecchiamento non sia più accettato come un processo biologico inevitabile, ma inteso come un obiettivo trattabile.

Tuttavia, il successo di questo modello non richiede solo innovazioni tecniche, ma anche decisioni strutturali, etiche e normative. Le questioni relative alla protezione dei dati, all'equa accessibilità e alla distinzione tra promozione legittima della salute e ottimizzazione medica sono sfide fondamentali che devono essere affrontate con il consenso sociale. Solo se sarà possibile combinare il potenziale scientifico con un quadro d'azione socialmente responsabile, l'obiettivo di una prevenzione dell'invecchiamento orientata al futuro potrà essere realizzato in tutta la popolazione.

9.2 Terapie combinate e medicina anti-invecchiamento personalizzata

Il futuro della terapia dell'invecchiamento cellulare molto probabilmente non risiederà nella monoterapia, ma in interventi combinati che affrontano diversi livelli del processo di invecchiamento. Queste terapie combinate potrebbero, ad esempio, combinare i senolitici con la riprogrammazione epigenetica, i modulatori metabolici con le terapie del microbioma o gli stimoli fisici con la nanomedicina mirata. Il successo di questi approcci dipende in larga misura dalla capacità di comprendere i percorsi individuali di invecchiamento e di sviluppare strategie di trattamento personalizzate. La medicina geriatrica personalizzata, così come sta emergendo, è supportata da diagnostica, analisi genomiche e algoritmi terapeutici di apprendimento supportati dall'intelligenza artificiale. Potrebbe costituire una forma di medicina che non mira solo a curare, ma anche a raggiungere una resilienza cellulare sostenibile.

9.3 L'invecchiamento come processo controllabile: utopia o realtà?

L'idea di non considerare più il processo di invecchiamento come un destino biologico irrevocabile, ma piuttosto come un processo che in linea di principio può essere controllato e potenzialmente anche invertito, segna un profondo cambiamento di paradigma nella biomedicina moderna. Questo approccio opera all'interfaccia tra scienza visionaria e riflessione filosofica di fondo sulla natura dell'essere umano, sui limiti dell'azione medica e sul rapporto tra natura, tecnologia ed etica. L'idea che interventi biotecnologici mirati nell'organizzazione molecolare della vita - a livello di architettura cellulare, di codifica genetica o di controllo epigenetico - possano permettere di influenzare il corso dell'invecchiamento rappresenta una sfida non solo per la ricerca sperimentale, ma anche per gli assunti normativi di base della nostra società.

A livello biologico molecolare, ci sono ora le prime indicazioni convincenti che l'invecchiamento non è un processo strettamente irreversibile, ma può essere rallentato, fermato o parzialmente invertito, almeno per certi aspetti, attraverso interventi mirati. Ad esempio, studi condotti su modelli animali transgenici dimostrano che la riprogrammazione controllata delle cellule somatiche - ad esempio attraverso l'attivazione temporanea dei fattori di Yamanaka - può portare al ringiovanimento funzionale dei tessuti senza necessariamente portare a una completa de-differenziazione o degenerazione. Il ripristino delle caratteristiche epigenetiche giovanili è stato osservato anche in vitro in linee cellulari umane, ad esempio attraverso la modifica mirata dei modelli di metilazione del DNA, degli enzimi associati agli istoni o delle molecole di RNA non codificanti. Inoltre, sono stati sviluppati approcci farmacologici che modulano le cascate di segnalazione associate all'età, eliminano le cellule senescenti o correggono le disfunzioni mitocondriali, stabilizzando così la funzione cellulare.

Questi approcci promettenti dimostrano che l'invecchiamento a livello cellulare e molecolare non è un processo lineare e irreversibile, ma può piuttosto essere inteso come uno stato plastico e dipendente dal contesto, il cui corso può in linea di principio essere influenzato. La sfida principale consiste ora nel tradurre queste scoperte in protocolli medici controllabili, sicuri, standardizzati e riproducibili che possano essere applicati non solo a livello sperimentale ma anche clinico. Gli effetti a breve termine e le conseguenze a lungo termine per quanto riguarda la sicurezza, la stabilità e l'integrità delle cellule bersaglio devono essere analizzati in modo completo. Una particolare difficoltà risiede nel controllo preciso di tali interventi, al fine di evitare qualsiasi rischio di riprogrammazione incontrollata, sviluppo di tumori o disregolazione funzionale. Lo sviluppo di sistemi reversibili e finemente dosati che siano efficaci in modo specifico per il contesto e per il tessuto sarà un punto centrale della ricerca nel prossimo decennio.

Da un punto di vista tecnico, una parziale inversione dei processi di invecchiamento cellulare è già oggi possibile in determinate condizioni, il che potrebbe aprire la strada a nuove strategie terapeutiche, ad esempio per rigenerare i tessuti danneggiati, prevenire le malattie legate all'età o mantenere le prestazioni cognitive e fisiche in età avanzata. Tuttavia, questa prospettiva è molto ambivalente in termini etici, sociali e normativi. Il passaggio dal trattamento di malattie specifiche alla modulazione mirata di un processo vitale precedentemente inteso come "naturale" solleva questioni fondamentali: Chi dovrebbe avere accesso a queste terapie? Quali rischi sono accettabili in relazione ai possibili vantaggi individuali o sociali? L'invecchiamento è disumanizzato o ri-compreso attraverso il controllo tecnico? E qual è il rapporto tra l'idea di "ringiovanimento" e le idee sociali di maturità, dignità e ciclo di vita?

Allo stesso tempo, il quadro normativo per tali procedure è stato finora definito in modo insufficiente. Poiché l'invecchiamento non è classificato come una malattia in senso tradizionale, lo sviluppo di interventi corrispondenti non è soggetto a una chiara logica di autorizzazione, come avviene per i farmaci oncologici o cardiovascolari. La mancanza di linee guida normative non solo complica la sperimentazione clinica di potenziali procedure, ma anche la loro integrazione nei concetti medico-etici esistenti. Ciò rende ancora più necessario un dibattito aperto, non solo in biomedicina ma anche nella società e nella politica, su come l'invecchiamento debba essere inteso nel XXI secolo: come una fatale sequenza di perdite funzionali o come un processo dinamico che può essere modellato.

La prospettiva a lungo termine è lo sviluppo di una nuova medicina dell'invecchiamento che non si concentri principalmente sul trattamento degli endpoint patologici, ma sulla conservazione delle capacità funzionali, dell'autonomia e della qualità della vita attraverso interventi proattivi e scientificamente fondati nel processo stesso di invecchiamento. Questo obiettivo non è solo ambizioso dal punto di vista medico e tecnologico, ma tocca anche questioni fondamentali sul futuro degli esseri umani nel campo della tensione tra biologia, tecnologia e cultura.

9.4 Strategie globali

L'invecchiamento biologico e medico è un fenomeno globale che trascende i confini nazionali. In questo contesto, la cooperazione internazionale nella ricerca, nella regolamentazione e nello scambio di conoscenze sta diventando sempre più importante. Piattaforme globali come le iniziative dell'OMS sulla longevità sana, i consorzi internazionali sul genoma e l'epigenoma o la creazione di banche dati transfrontaliere sull'invecchiamento costituiscono la base per un'agenda di innovazione comune. In futuro, potrebbero emergere alleanze di ricerca multinazionali, partenariati pubblico-privati e progetti a lungo termine finanziati dallo Stato, paragonabili alla ricerca sul cancro o sull'AIDS in termini di ampio impatto sociale. Anche l'armonizzazione degli standard etici, delle procedure di approvazione e delle linee guida sulla protezione dei dati svolgerà un ruolo centrale in questo senso.

9.5 Bibliografia (Capitolo 9)

Barzilai, N., Cuervo, A. M., Austad, S. e Sinclair, D. A. (2021). L'invecchiamento come bersaglio biologico per la prevenzione e la terapia. *JAMA*, 326(17), 1735-1736. https://doi.org/10.1001/jama.2021.17250

Church, G. M., Regis, E. e Seidel, M. (2012). *Regenesis: Come la biologia sintetica reinventerà la natura e noi stessi*. Basic Books.

Kennedy, B. K., Berger, S. L., Brunet, A., Campisi, J., Cuervo, A. M., Epel, E. S., ... & Sierra, F. (2014). Geroscienza: collegare l'invecchiamento alle malattie croniche.

Cell, 159(4), 709-713. https://doi.org/10.1016/j.cell.2014.10.039

Lopez-Otin, C., Blasco, M. A., Partridge, L., Serrano, M. e Kroemer, G. (2013). I segni distintivi dell'invecchiamento. *Cell*, 153(6), 1194-1217. https://doi.org/10.1016/j.cell.2013.05.039

Maher, B. (2020). La pillola anti-invecchiamento spinta come base per il boom delle biotecnologie. *Nature*, 579(7800), 183-184. https://doi.org/10.1038/d41586-020-00677-3

Olshansky, S. J., Perry, D., Miller, R. A., & Butler, R. N. (2006). Perseguire il dividendo della longevità: obiettivi scientifici per un mondo che invecchia. *The Scientist*, 20(3), 28-36.

Partridge, L., Fuentealba, M. e Kennedy, B. K. (2020). La ricerca di un rallentamento dell'invecchiamento attraverso la scoperta di farmaci. *Nature Reviews Drug Discovery*, 19(8), 513-532. https://doi.org/10.1038/s41573-020-0067-7

Schork, N. J. (2015). Medicina personalizzata: è tempo di sperimentazioni su una sola persona. *Nature*, 520(7549), 609-611. https://doi.org/10.1038/520609a

Timmers, P. R. H. J., Wilson, J. F., Joshi, P. K., & Deelen, J. (2020). La scansione genomica multivariata coinvolge nuovi loci e il metabolismo ematico nell'invecchiamento umano. *Nature Communications*, 11, 3570. https://doi.org/10.1038/s41467-020-17312-z

Nazioni Unite. (2023). *Invecchiamento della popolazione mondiale 2023*. Dipartimento degli Affari Economici e Sociali, Divisione Popolazione. https://www.un.org/development/desa/pd

10. Osservazioni conclusive

Negli ultimi decenni la ricerca scientifica sull'invecchiamento cellulare ha conosciuto un notevole sviluppo. Quello che un tempo era considerato un destino biologico irrevocabile sembra ora essere un processo dinamico e controllabile a livello molecolare. La scoperta di meccanismi cellulari centrali - dall'accorciamento dei telomeri, al danno al DNA, allo stress mitocondriale, alla riprogrammazione epigenetica - non solo ha approfondito la nostra comprensione dell'invecchiamento, ma ha anche aperto nuovi orizzonti terapeutici e diagnostici. Il passaggio da una medicina geriatrica orientata ai sintomi a una medicina preventiva, rigenerativa e potenzialmente ringiovanente non è più solo una visione, ma un obiettivo concreto della ricerca multidisciplinare.

Ciò dimostra che l'invecchiamento cellulare non può essere inteso come un fenomeno isolato a livello cellulare, ma piuttosto come una componente integrativa dei processi di invecchiamento sistemico che interessano l'intera struttura biologica, funzionale e psicosociale di un organismo. Gli effetti delle cellule senescenti sul sistema immunitario, sul sistema nervoso centrale, sul sistema cardiovascolare e sulla muscolatura non sono solo rilevanti dal punto di vista fisiopatologico, ma anche sociale. I processi di invecchiamento sono una causa e un acceleratore di numerose malattie croniche e rappresentano pertanto un'area di intervento fondamentale per la politica sanitaria.

Gli approcci terapeutici per influenzare l'invecchiamento cellulare sono tanto vari quanto ambiziosi. Mentre la restrizione calorica, l'attività fisica e alcuni integratori alimentari sono già disponibili come interventi a bassa soglia, lo sviluppo di procedure altamente specializzate come i senolitici, la riprogrammazione epigenetica, l'editing del genoma basato su CRISPR e le terapie con cellule staminali sta progredendo rapidamente. Queste tecnologie hanno un enorme potenziale, ma pongono anche nuove sfide alla pratica medica, ad esempio in termini di sicurezza, accettabilità etica, accessibilità ed effetti a lungo termine.

Allo stesso tempo, è chiaro che il successo della traduzione di queste scoperte scientifiche nella pratica clinica richiede una stretta interazione con le condizioni quadro sociali, economiche e normative. La discussione su un'equa distribuzione delle terapie anti-invecchiamento, sul significato normativo del prolungamento della vita e sui confini tra trattamento medico e potenziamento è altrettanto urgente quanto l'ulteriore sviluppo di adeguati meccanismi di controllo etico e legale. In una società globale che invecchia, con un'aspettativa di vita in aumento e contemporaneamente una crescente disuguaglianza sociale, la questione del "come" invecchiare è di importanza non solo individuale ma anche globale.

Concetti orientati al futuro come la medicina geriatrica preventiva, la terapia combinata, la medicina dei sistemi e l'integrazione dell'intelligenza artificiale promettono non solo di accompagnare l'invecchiamento, ma di plasmarlo attivamente. L'integrazione sistematica dei dati multi-omici, l'uso di sistemi diagnostici e terapeutici intelligenti e l'integrazione dei profili individuali di invecchiamento in piani di trattamento personalizzati segnano un cambiamento di paradigma nella medicina del XXI secolo.

La visione di una longevità sana - cioè una durata di vita massima con un carico minimo di malattie - non sembra quindi più utopica, ma un obiettivo realistico, anche se a lungo termine. Il fattore decisivo sarà se sarà possibile armonizzare il progresso scientifico con la responsabilità etica, l'innovazione tecnologica con la giustizia sociale e il ringiovanimento individuale con la cura collettiva. Il futuro della medicina geriatrica risiede in questo equilibrio: non come elisir di immortalità, ma come percorso verso un invecchiamento autodeterminato, dignitoso e sano per tutti.

11. Bibliografia completa (ordine alfabetico)

Akbar, A. N. e Henson, S. M. (2011). Senescenza ed esaurimento sono processi intrecciati o non correlati che compromettono l'immunità? Nature Reviews Immunology, 11(4), 289-295.

Alcendor, R. R. (2020). I senolitici per il ringiovanimento delle disfunzioni cardiovascolari legate all'invecchiamento: hype o speranza? Geroscience, 42(4), 1115-1125.

Baker, D. J., Childs, B. G., Durik, M., Wijers, M. E., Sieben, C. J., Zhong, J., ... & van Deursen, J. M. (2016). Le cellule p16Ink4a-positive presenti in natura accorciano la durata della vita sana. Nature, 530(7589), 184-189.

Baker, D. J., Wijshake, T., Tchkonia, T., Lebrasseur, N. K., Childs, B. G., van de Sluis, B., ... & van Deursen, J. M. (2011). L'eliminazione delle cellule senescenti positive alla p16Ink4a ritarda i disturbi associati all'invecchiamento. Nature, 479(7372), 232-236.

Barzilai, N., Crandall, J. P., Kritchevsky, S. B., & Espeland, M. A. (2016). La metformina come strumento per colpire l'invecchiamento. Cell Metabolism, 23(6), 1060-1065.

Barzilai, N., Cuervo, A. M., Austad, S. e Sinclair, D. A. (2021). L'invecchiamento come bersaglio biologico per la prevenzione e la terapia. JAMA, 326(17), 1735-1736.

Baur, J. A. e Sinclair, D. A. (2006). Potenziale terapeutico del resveratrolo: l'evidenza in vivo. Nature Reviews Drug Discovery, 5(6), 493-506.

Bell, C. G., Lowe, R., Adams, P. D., Baccarelli, A. A., Beck, S., Bell, J. T., ... & Horvath, S. (2019). Orologi dell'invecchiamento della metilazione del DNA: sfide e raccomandazioni. Genome Biology, 20, 249.

Belmonte, J. C. I., Callaway, E. M., Caddick, S. J., Church, G. M., Feng, G., Homanics, G. E., ... & Zhang, F. (2015). Cervelli, geni e primati. Neuron, 86(3), 617-631.

Binstock, R. H. (2004). La guerra alla "medicina anti-invecchiamento". The Gerontologist, 44(3), 305-311.

Blackburn, E. H., Epel, E. S., & Lin, J. (2015). Biologia dei telomeri umani: un fattore contributivo e interattivo nell'invecchiamento, nei rischi di malattia e nella protezione. Science, 350(6265), 1193-1198.

Brunet, A., Berger, S. L., Gruppo di lavoro Epigenomica dell'invecchiamento e Programma NIH Roadmap Epigenomics. (2021). Epigenetica dell'invecchiamento e della longevità. Cell, 184(12), 3088-3100.

Campisi, J. (2013). Invecchiamento, senescenza cellulare e cancro. Annual Review of Physiology, 75, 685-705.

Campisi, J. (2014). Invecchiamento, senescenza cellulare e cancro. Annual Review of Physiology, 75, 685-705.

Campisi, J., Kapahi, P., Lithgow, G. J., Melov, S., Newman, J. C., & Verdin, E. (2019). Dalle scoperte nella ricerca sull'invecchiamento alle terapie per un invecchiamento sano. Nature, 571(7764), 183-192.

Caplan, A. L. (2005). La morte come processo innaturale: perché è sbagliato cercare una cura per l'invecchiamento? EMBO Reports, 6(S1), S72-S75.

Childs, B. G., Durik, M., Baker, D. J., & van Deursen, J. M. (2015). Senescenza cellulare nell'invecchiamento e nelle malattie legate all'età: dai meccanismi alla terapia. Nature Medicine, 21(12), 1424-1435.

Childs, B. G., Gluscevic, M., Baker, D. J., Laberge, R. M., Marquess, D., Dananberg, J., & van Deursen, J. M. (2017). Cellule senescenti: un bersaglio emergente per le malattie dell'invecchiamento. Nature Reviews Drug Discovery, 16(10), 718-735.

Church, G. M., Regis, E. e Seidel, M. (2012). Regenesis: Come la biologia sintetica reinventerà la natura e noi stessi. Basic Books.

Conboy, I. M. e Rando, T. A. (2012). Parabiosi eterocronica per lo studio degli effetti dell'invecchiamento sulle cellule staminali e le loro nicchie. Cell Cycle, 11(12), 2260-2267.

Daniels, N. (2008). Just health: soddisfare in modo equo i bisogni di salute. Cambridge University Press.

Fang, E. F., Lautrup, S., Hou, Y., Demarest, T. G., Croteau, D. L., Mattson, M. P., & Bohr, V. A. (2019). NAD⁺ nell'invecchiamento: meccanismi molecolari e implicazioni traslazionali. Trends in Molecular Medicine, 25(3), 216-235.

Field, A. E., Robertson, N. A., Wang, T., Havas, A., Ideker, T., & Adams, P. D. (2018). Orologi di metilazione del DNA nell'invecchiamento: categorie, cause e conseguenze. Molecular Cell, 71(6), 882-895.

Finkel, T., Serrano, M. e Blasco, M. A. (2007). La biologia comune del cancro e dell'invecchiamento. Nature, 448(7155), 767-774.

Fontana, L. e Partridge, L. (2015). Promuovere la salute e la longevità attraverso la dieta: dagli organismi modello all'uomo. Cell, 161(1), 106-118.

Fukuyama, F. (2002). Il nostro futuro post-umano: conseguenze della rivoluzione biotecnologica. Farrar, Straus e Giroux.

Furman, D., Campisi, J., Verdin, E., Carrera-Bastos, P., Targ, S., Franceschi, C., ... & Slavich, G. M. (2019). L'infiammazione cronica nell'eziologia delle malattie nell'arco della vita. Nature Medicine, 25(12), 1822-1832.

Gomes, A. P., Price, N. L., & Sinclair, D. A. (2013). Sensibilità ai nutrienti, segnalazione metabolica e invecchiamento. Cell, 155(6), 1339-1355.

Horvath, S. (2013). Età di metilazione del DNA di tessuti e tipi di cellule umane. Genome Biology, 14(10), R115.

Huang, Y. e Bickel, P. J. (2021). L'apprendimento automatico nella ricerca sull'invecchiamento. Nature Aging, 1(4), 327-335.

Juengst, E. T., Binstock, R. H., Mehlman, M. J., Post, S. G., & Whitehouse, P. J. (2003). Biogerontologia, "medicina anti-invecchiamento" e le sfide del miglioramento umano. Rapporto del Centro Hastings, 33(4), 21-30.

Justice, J. N., Nambiar, A. M., Tchkonia, T., LeBrasseur, N. K., Pascual, R., Hashmi, S. K., ... & Kirkland, J. L. (2019). Senolitici nella fibrosi polmonare idiopatica: risultati di uno studio pilota in aperto, first-in-human. EBioMedicine, 40, 554-563.

Jylhävä, J., Pedersen, N. L., & Hägg, S. (2017). Predittori biologici dell'età. EBioMedicine, 21, 29-36.

Kass, L. R. (2001). L'Chaim e i suoi limiti: perché non l'immortalità? First Things, 113, 17-24.

Kennedy, B. K., Berger, S. L., Brunet, A., Campisi, J., Cuervo, A. M., Epel, E. S., ... & Sierra, F. (2014). Geroscienza: collegare l'invecchiamento alle malattie croniche. Cell, 159(4), 709-713.

Kirkland, J. L., & Tchkonia, T. (2017). Senescenza cellulare: una prospettiva traslazionale. EBioMedicine, 21, 21-28.

Kirkland, J. L., Tchkonia, T., Zhu, Y., Niedernhofer, L. J., & Robbins, P. D. (2017). Il potenziale clinico dei farmaci senolitici. Journal of the American Geriatrics Society, 65(10), 2297-2301.

Kowalczyk, M. S., Tirosh, I., Heckl, D., Rao, T. N., Dixit, A., Haas, B. J., ... & Regev, A. (2015). L'RNA-seq a singola cellula rivela cambiamenti nei programmi di ciclo cellulare e differenziazione durante l'invecchiamento delle cellule staminali ematopoietiche. Genome Research, 25(12), 1860-1872.

Kowald, A., & Kirkwood, T. B. L. (2016). L'invecchiamento può essere programmato? Una revisione critica della letteratura. Aging Cell, 15(6), 986-998.

Lehallier, B., Gate, D., Schaum, N., Nanasi, T., Lee, S. E., Yousef, H., ... & Wyss-Coray, T. (2019). Cambiamenti ondulatori nei profili del proteoma plasmatico umano nel corso della vita. Nature Medicine, 25(12), 1843-1850.

Levine, M. E., Lu, A. T., Quach, A., Chen, B. H., Assimes, T. L., Bandinelli, S., ... & Horvath, S. (2018). Un biomarcatore epigenetico dell'invecchiamento per la durata della vita e l'healthspan. Aging, 10(4), 573-591.

Longo, V. D. e Antebi, A. (2021). Geroscienza traslazionale: una nuova frontiera. Nature Aging, 1(1), 6-9.

Longo, V. D. e Panda, S. (2016). Digiuno, ritmi circadiani e alimentazione limitata nel tempo in una vita sana. Cell Metabolism, 23(6), 1048-1059.

Lopez-Otin, C., Blasco, M. A., Partridge, L., Serrano, M. e Kroemer, G. (2013). I segni distintivi dell'invecchiamento. Cell, 153(6), 1194-1217.

Lu, A. T., Quach, A., Wilson, J. G., Reiner, A. P., Aviv, A., Raj, K., ... & Horvath, S. (2019). La metilazione del DNA GrimAge predice fortemente la durata della vita e l'apertura della salute. Aging, 11(2), 303-327.

Lu, Y., Brommer, B., Tian, X., Krishnan, A., Meer, M., Wang, C., ... & Sebastiano, V. (2020). Riprogrammazione per recuperare le informazioni epigenetiche giovanili e ripristinare la vista. Nature, 588(7836), 124-129.

Maher, B. (2020). La pillola anti-invecchiamento spinta come base per il boom delle biotecnologie. Nature, 579(7800), 183-184.

McHugh, D., & Gil, J. (2018). Senescenza e invecchiamento: cause, conseguenze e vie terapeutiche. The Journal of Cell Biology, 217(1), 65-77.

Mills, K. F., Yoshida, S., Stein, L. R., Grozio, A., Kubota, S., Sasaki, Y., ... & Imai, S. (2016). La somministrazione a lungo termine di nicotinamide mononucleotide attenua il declino fisiologico associato all'età nei topi. Cell Metabolism, 24(6), 795-806.

Ocampo, A., Reddy, P., Martinez-Redondo, P., Platero-Luengo, A., Hatanaka, F., Hishida, T., ... & Izpisua Belmonte, J. C. (2016). Miglioramento in vivo dei tratti distintivi associati all'età mediante riprogrammazione parziale. Cell, 167(7), 1719-1733.e12.

Ogrodnik, M., Miwa, S., Tchkonia, T., Tiniakos, D., Wilson, C. L., Lahat, A., ... & Passos, J. F. (2017). La senescenza cellulare guida la steatosi epatica dipendente dall'età. Nature Communications, 8, 15691.

Olshansky, S. J., Perry, D., Miller, R. A., & Butler, R. N. (2006). Perseguire il dividendo della longevità: obiettivi scientifici per un mondo che invecchia. The Scientist, 20(3), 28-36.

Olshansky, S. J., Perry, D., Miller, R. A., & Butler, R. N. (2007). Perseguire il dividendo della longevità: obiettivi scientifici per un mondo che invecchia. Annali dell'Accademia delle Scienze di New York, 1114(1), 11-13.

Partridge, L., Fuentealba, M. e Kennedy, B. K. (2020). La ricerca di un rallentamento dell'invecchiamento attraverso la scoperta di farmaci. Nature Reviews Drug Discovery, 19(8), 513-532.

Passos, J. F. e von Zglinicki, T. (2006). Radicali liberi dell'ossigeno nella senescenza cellulare: sono trasduttori di segnale? Free Radical Research, 40(12), 1277-1283.

Rebo, J., Mehdipour, M., Gathwala, R., Causey, K., Liu, Y., Conboy, M. J., & Conboy, I. M. (2016). Un singolo scambio di sangue eterocronico rivela una rapida inibizione di più tessuti da parte del sangue vecchio. Nature Communications, 7, 13363.

Riera, C. E., Dillin, A. (2015). Ribaltamento della bilancia metabolica verso la longevità. Metabolismo cellulare, 23(6), 970-979.

Rizza, W., Veronese, N., & Fontana, L. (2014). Quali sono i ruoli della restrizione calorica e della qualità della dieta nel promuovere una longevità sana? Ageing Research Reviews, 13, 38-45.

Schork, N. J. (2015). Medicina personalizzata: è tempo di sperimentazioni su una sola persona. Nature, 520(7549), 609-611.

Schweda, M., Pfaller, L., Adloff, F., & Kroll, C. (2017). Invecchiamento e natura umana: prospettive dall'antropologia filosofica e dalla bioetica. Springer.

Shay, J. W., & Wright, W. E. (2019). Telomeri e telomerasi: tre decenni di progressi. Nature Reviews Genetics, 20(5), 299-309.

Tasaki, M., Sugimoto, M., Murakami, Y., Tsuji, Y., Tanimura, A., Takeda, H., ... & Kanai, Y. (2022). Monitoraggio multiomico della risposta ai farmaci in cellule umane senescenti. Nature Communications, 13, 2395.

Tchkonia, T., & Kirkland, J. L. (2018). Strategie traslazionali nell'invecchiamento e nelle malattie legate all'età. Nature Medicine, 24(6), 727-730.

Terman, A. e Brunk, U. T. (2006). Stress ossidativo, accumulo di "rifiuti" biologici e invecchiamento. Antioxidants & Redox Signalling, 8(1-2), 197-204.

Timmers, P. R. H. J., Wilson, J. F., Joshi, P. K., & Deelen, J. (2020). La scansione genomica multivariata coinvolge nuovi loci e il metabolismo ematico nell'invecchiamento umano. Nature Communications, 11, 3570.

Tirosh-Samuelson, H., & Mossman, K. (Eds.). (2012). Costruire esseri umani migliori? Rifocalizzare il dibattito sul transumanesimo. Peter Lang.

Turner, L. (2004). Bioetica in un mondo multiculturale: medicina e moralità in contesti pluralistici. Analisi dell'assistenza sanitaria, 12(3), 205-217.

Nazioni Unite. (2023). Invecchiamento della popolazione mondiale 2023. Dipartimento degli Affari Economici e Sociali, Divisione Popolazione.

Vijg, J. e Suh, Y. (2013). Instabilità del genoma e invecchiamento. Annual Review of Physiology, 75, 645-668.

Villeda, S. A., Plambeck, K. E., Middeldorp, J., Castellano, J. M., Mosher, K. I., Luo, J., ... & Wyss-Coray, T. (2014). Il sangue giovane inverte i danni legati all'età nella funzione cognitiva e nella plasticità sinaptica nei topi. Nature Medicine, 20(6), 659-663.

Xu, M., Palmer, A. K., Ding, H., Weivoda, M. M., Pirtskhalava, T., White, T. A., ... & Kirkland, J. L. (2015). Prendere di mira le cellule senescenti migliora l'adipogenesi e la funzione metabolica in età avanzata. eLife, 4, e12997.

Zhang, H., Ryu, D., Wu, Y., Gariani, K., Wang, X., Luan, P., ... & Auwerx, J. (2016). La deplezione di NAD$^+$ migliora la funzione mitocondriale e delle cellule staminali e aumenta la durata della vita nei topi. Science, 352(6292), 1436-1443.

Zhou, Y., Wu, H., Zhao, M., Chang, C. e Lu, Q. (2021). I ruoli emergenti del microbioma nelle malattie autoimmuni, nei disturbi neurodegenerativi e nell'invecchiamento. Aging and Disease, 12(4), 1058-1076.

Zhu, Y., Tchkonia, T., Pirtskhalava, T., Gower, A. C., Ding, H., Giorgadze, N., ... & Kirkland, J. L. (2015). Il tallone d'Achille delle cellule senescenti: dal trascrittoma ai farmaci senolitici. Aging Cell, 14(4), 644-658.